DIE PHARMA-FALLE

Dr. Fahmy Aboulenein: Die Pharma-Falle

www.edition-a.at

Cover: JaeHee Lee
Gestaltung: Hidsch
Lektorat: Anatol Vitouch
Korrektorat: Elena Höbarth

Gesetzt in der *Ingeborg*
Gedruckt in Europa

1 2 3 4 5 — 19 18 17 16

ISBN 978-3-99001-157-7

Die in diesem Buch beschriebenen Begebenheiten haben tatsächlich stattgefunden. Zum Schutz der Privatsphäre handelnder Personen wurden Namen, geografische Angaben und die Chronologie der Abläufe teilweise geändert.

Dr. Fahmy
Aboulenein

Die Pharma Falle

Wie uns die Pillenkonzerne manipulieren

edition a

Inhalt

In Dankbarkeit meinem ehemaligen Chef, Lehrer und Mentor, der mich stets zu einer kritischen Sichtweise und vor allem zu gesunder Selbstkritik ermuntert hat.

EIN HEIKLE$ KUVERT

Auf dem Weg durch die Stadt nahm ich die Einladung aus meiner Jackentasche. Die Sitzung war für 18 Uhr angesetzt. Ein Blick auf die Uhr zeigte mir, dass ich bereits zu spät dran war. Ich war wohl doch nicht rechtzeitig vom Spital losgegangen. Die Ambulanz für entzündliche Erkrankungen des Nervensystems war heute wie an so vielen Tagen übervoll gewesen.

Ich musste mich beeilen. Jetzt hatte es noch zu regnen angefangen und ich hatte keinen Regenschirm dabei.

Dennoch war ich guter Dinge, denn ich war neugierig auf das vor mir liegende Treffen. Ich war zum ersten Mal zu einer Expertensitzung eines großen Pharmakonzerns eingeladen. Wir, das heißt die geladenen Ärzte und ausgewiesene Experten in der Behandlung von Multiple Sklerose-Patienten, sollten im Rahmen dieser Veranstaltung über das von dem Konzern vertriebene Medikament diskutieren, unsere Erfahrungen und unsere Expertise einbringen.

Ziemlich nass vom Regen erreichte ich das Fünfsternehotel in der Wiener Innenstadt, dessen Adresse auf der Einladung stand. Im prächtigen Foyer ging es geschäftig zu. »Sie werden bereits erwartet. Hier entlang, bitte«, sagte eine der Empfangsdamen, nachdem ich ihr meine Einladung gezeigt hatte. Ich sah ein großes Schild vor dem glamourösen Stiegenaufgang, auf dem der Name des Konzerns und die Ankündigung der Veranstaltung stand: »*advisory board* – Expertengremium, im großen Konferenzsaal im 1. Stock«.

Die goldgerahmten Gemälde und Spiegel und das ebenfalls goldene Schild mit der Aufschrift »Konferenzsaal« neben einer doppelflügeligen Tür sowie das noble Ambiente gaben mir zu denken. Vielleicht hätte ich doch einen Anzug anziehen und eine Krawatte umbinden sollen, dachte ich.

Vor der Tür stand ein bulliger Mann, der meine Einladung sehen wollte. Wortlos überprüfte er sie. »Guten Abend«, sagte er danach und wies mir den Weg durch die große Doppelflügeltüre.

Drinnen waren auf kleinen Stehtischen Imbisse und Getränke vorbereitet. Meine Kollegen waren bereits da und allesamt sehr formell gekleidet. Ich fühlte mich in meiner Lederjacke und meinen Jeans zwar nicht unwohl, aber irgendwie fehl am Platz. Ursprünglich hatte es geheißen, dass ausgewählte Experten ihres Fachs eingeladen werden, in einem kleinen, informellen Rahmen über Nutzen und Risiko des bereits sehr lang etablierten Medikaments zu sprechen. Der Konzern würde nur den Rahmen schaffen, so dass wir aus ganz Österreich hier in Wien zusammentreffen könnten. Bei so einem Austausch und Diskussion sollte die Etikette zweitrangig sein, so hatte ich gedacht.

Ich begrüßte die Kollegen, die zum Teil lange Anreisen in Kauf genommen hatten, und sah mich nach Dr. Elisabeth Hardt um, die ebenfalls auf der Gästeliste gestanden war, konnte sie aber nicht entdecken. Die neurologische Szene in Österreich ist klein und überschaubar. Es gibt nur wenige Experten, die auch als Meinungsbildner fungieren. Sie war eine davon. Von den zehn geladenen Experten waren nur zwei Frauen. Zwei Kollegen waren als Sitzungsleiter der unabhängigen Expertenrunde nominiert.

Währenddessen trat ein drahtiger Mann mit einer großen Hornbrille in die Mitte des Raumes. Er redete mit einer eindringlichen und tiefen Stimme, die ich ihm nicht zugetraut hätte. »Frau Dr. Hardt hat sich aus gesundheitlichen Gründen entschuldigen lassen«, sagte er. »Meine Damen und Herren, wir sind damit vollzählig. Bitte folgen Sie mir.«

Er führte uns in den Konferenzsaal mit einem länglichen Besprechungstisch. Auf jedem Platz gab es ein Namensschild und Unterlagen. Auf den Unterlagen lag jeweils ein weißer, großformatiger Umschlag, in dem ich noch weitere Informationen zur Expertensitzung vermutete. Die meisten Kollegen steckten aber ihren Umschlag ungeöffnet in ihre Taschen, manche riskierten einen kurzen Blick, wobei ihre Augen strahlten und sich in ihrem Gesicht ein leichtes Lächeln breit machte. Ich war mir nun plötzlich sicher, dass in den Umschlägen Honorarnoten sein mussten, und rührte meinen Umschlag nicht an. Genau in diesem Moment trat einer der anwesenden und mir schon seit Jahren bekannten Pharmareferenten an mich heran und fragte mich, ob ich nicht zumindest nachsehen wollte, bevor ich ablehnte, das Geld zu nehmen.

Ich sagte ihm, dass ich dabei bliebe, kein Geld von irgendeiner Firma zu nehmen, und letzten Endes der Einladung auch nur unter der Bedingung gefolgt war, kein Geld für meinen Aufwand zu bekommen. Er hakte nach: »Schauen Sie doch, die anderen nehmen es ja auch. Es ist doch nur legitim, dass wir Ihre Zeit, Ihre Kosten und auch für Ihren geschätzten Beitrag hier bezahlen dürfen. Wollen Sie nicht zumindest nachsehen, was Sie sich entgehen lassen?«

Ich dankte ihm nochmals und übergab ihm das Kuvert, woraufhin er meinte: »Es sind ja ohnehin nur 1.500 Euro. Es wäre das Mindeste für Ihre Teilnahme an der

Sitzung. Sie brauchen nur mehr Ihre Kontonummer einzutragen, die Honorarnote zu unterschreiben und abzuschicken. Es wäre alles rechtens. Nach der Steuer bleibt ohnehin nicht mehr viel übrig. Es ist nur ein kleines Dankeschön, nicht mehr.«

Ich bedankte mich und lehnte nochmals eindringlich ab: »Nein, wirklich nicht, dies war nicht vereinbart. Ich sagte Ihnen ja, dass ich nur hier teilnehme, wenn ich meine Unabhängigkeit behalten darf. Und wenn ich Geld annehme, verliere ich meine Unabhängigkeit.«

Er hob die Augenbrauen. Offenbar hatte ich die Routine derartiger Begegnungen gestört. Er fragte nochmals nach: »Wirklich nicht? Sind Sie wirklich auch hier in einem solchen Rahmen so strikt?«

Ich nickte kurz, woraufhin er lächelte und lapidar meinte: »Kein Problem, überlegen Sie es sich noch. Sie können und sollen darüber noch nachdenken. Vielleicht denken Sie später anders darüber. Sie müssen es mir auch nicht heute sagen.« Endlich drehte er sich um, ging zu seinem Platz und steckte meinen Umschlag zu seinen Unterlagen.

Das kurze Gespräch hinterließ einen eigenartigen Eindruck bei mir. Konnte es sein, dass unsere Aufgabe hier einzig darin bestand, wie handlungsunfähige Statisten in einem schönen, noblen Ambiente anwesend zu sein? Was sollte es denn anderes bedeuten, bereits vor erbrachter Leistung ein Honorar zu bekommen? Ich fing bereits an, den Sinn und Zweck der sogenannten Expertensitzung zu hinterfragen, bevor sie eigentlich begann. War der Rahmen, das ganze Drumherum nur eine wunderschöne Verpackung, die in Wirklichkeit dazu diente, Ärzte zu beeinflussen und die Verkaufszahlen eines Medikaments in die Höhe schnellen zu lassen? Einen anderen Zweck sah ich ab diesem Zeitpunkt nicht mehr. Ich war einer von zehn geladenen Ärzten, die ein fürstliches Honorar für circa drei Stunden Teilnahme an dieser Sitzung bekommen sollten. Was konnte wohl an dieser Expertensitzung so wichtig sein, dass sich der Pharmakonzern dies vermutlich zehntausende Euro kosten ließ?

Eigentlich hatte ich mich über die Einladung gefreut und mich, wie ich mir jetzt eingestand, sogar ein wenig geehrt gefühlt. Ich hatte geglaubt, dass die Einladung deswegen an mich ergangen war, weil ich Spezialist für Multiple Sklerose war. Es hatte natürlich auch meinem Ego geschmeichelt. Doch vor allem hatte mich der Wunsch hierher hergeführt, etwas Sinnvolles zu tun, mich mit meinen Kollegen aus ganz Österreich austauschen und diskutieren zu können, somit etwas zu lernen und in Zukunft auch meine Patienten besser behandeln zu können. Von allen Dummen schien ich aber damit der Dümmste gewesen zu sein, geglaubt zu haben, dass es sich hier um ein tatsächlich »unabhängiges« Expertengremium handelte. Ich war dem Pharmakonzern aufgrund meiner Neugierde und Eitelkeit voll auf den Leim gegangen.

Das Unternehmen wollte mich also für meine »unabhängige Expertenmeinung« bezahlen. Ich fühlte mich, obwohl ich nichts angenommen hatte, irgendwie gekauft beziehungsweise zumindest »verkauft«.

Vielleicht sah ich ja alles zu dramatisch.

Der Leiter der Forschungsabteilung des Pharmakonzerns eröffnete mit einem Impulsreferat. Er lobte das zur Diskussion stehende Medikament und präsentierte zahlreiche Studien, die seine Worte bestätigen sollten. Und ja, es stimmte, dass das Medikament sich in der Behandlung von Multiple Sklerose-Patienten in den letzten Jahrzehnten gut bewährt hatte. Auch ich hatte mit dem Medikament im Wesentlichen gute Erfahrungen gemacht und viele Patienten in den letzten Jahren darauf eingestellt.

Der Leiter der Forschungsabteilung des Pharmakonzerns ging jetzt aber sogar so weit, dass er aus den Studienzahlen ableiten wollte, dass das Medikament sehr früh eingesetzt werden könne – früher als jedes andere Konkurrenzprodukt, weil ja der Nutzen hoch und mögliche Nebenwirkungen sehr gering seien. Er betonte immer wieder, dass das Medikament sicher sei. In anderen Worten und überspitzt formuliert, könnten wir Ärzte frei nach dem Motto »Hilft's nichts, schadet's nichts« im Gießkannenprinzip das Medikament sehr großzügig verschreiben.

Ich meldete mich, um zu besagtem »Gießkannenprinzip« eine gegensätzliche, sehr kontroversielle Haltung einzunehmen, da ich es nämlich sehr wohl für bedenklich hielt, jeden Patienten immer und sofort medikamentös zu behandeln. Ich plädierte wie so oft für eine individuell maßgeschneiderte Therapie, um in jedem Einzelfall mit den Patienten gemeinsam abzuwägen, ob wir mit einer medikamentösen Therapie beginnen sollten und wenn ja, mit welcher. Ich sagte rund heraus, dass das Interesse des Konzerns, sein Medikament im Gießkannenprinzip über möglichst viele Patienten auszuschütten, durchaus legitim sei, dass es aber an uns Ärzten läge, kritischer Gegenpol zu sein, die Daten selbst zu interpretieren und mit unserem Erfahrungsschatz abzugleichen, um selbst zu entscheiden.

Die Stimmung kippte. Die Mehrheit meiner Kollegen schloss sich nicht nur meiner Meinung an, sondern sie bestätigten auch, dass sie ebenfalls bei ihren Patienten sehr sorgfältig und sicher nicht im »Gießkannenprinzip« Medikamente verschreiben würden.

Als der Forschungsleiter und die anwesenden Pharmareferenten des Konzerns unruhig wurden, ergriff der Sitzungsleiter, das heißt einer unserer Kollegen, das Wort und meinte, dass uns die Diskussion entglitten sei und dass wir uns doch wieder auf das Wesentliche konzentrieren müssten und nicht vergessen sollten, wer dieses Treffen hier organisiert und uns eingeladen habe. Zumindest als »Gebot der Höflichkeit« sollten wir das Medikament unseres Gastgebers nicht schlechtreden. Mit ernstem Gesicht kam er zum Punkt: »Das Medikament ist ein sehr gutes und lang bewährtes Basistherapeutikum mit sehr guter Wirksamkeit, wie wir alle aus den Studien und vor allem aus unserer Praxis wissen und auch hier festgestellt haben«, sagte er. »Das Problem sind die neuen, modernen, anderen Medikamente der Konkurrenz. Diese neuen, modernen Medikamente lassen den Markt für das Medikament unseres Gastgebers einbrechen.«

Genau in diesem Moment war ich froh und dankbar, vor Beginn dieser Expertenrunde den großformatigen weißen Umschlag, in dem die Honorarnote enthalten war, zurückgewiesen zu haben.

Nein, ich hatte die Sache nicht zu dramatisch gesehen.

Es ging hier nicht um Fachwissen, sondern um Marktanteile. Ich verschrieb das betreffende Medikament regelmäßig, und obwohl es vergleichsweise kostengünstig war, setzte der Hersteller allein durch meine Verschreibungen an die 1400 Euro pro Patient und Monat um, das hieß zehntausende, vielleicht auch hunderttausende Euro pro anwesendem Experten und Monat. Insofern waren die Ausgaben für das noble Meeting hier ein Klacks.

Jetzt ärgerte ich mich über meine Naivität. Fachwissen? Das interessierte hier anscheinend keinen. Die Diskussion wäre wahrscheinlich genau die gleiche gewesen, selbst wenn die Konkurrenzprodukte doppelt so gut gewirkt, weniger Nebenwirkungen gehabt und auch nur die Hälfte gekostet hätten. Wir sollten das Medikament des

Gastgebers weiterhin großflächig und sehr frühzeitig verschreiben. Dem neuen Produkt der Konkurrenz sollten wir möglichst keine Chance geben. Wir sollten das Medikament des Gastgebers in höchsten Tönen loben, ohne über die Medikamente der Konkurrenz schlecht zu reden, und natürlich sollten wir unser Lob »wissenschaftlich« untermauern.

Was hier stattfand, war aus meiner Sicht nichts anderes als ein getarnter Bestechungsversuch. Zumindest wüsste ich nicht, wie ich es sonst nennen sollte. Das wissenschaftliche Drumherum sollte doch nur den objektiven Anstrich garantieren.

Nach der Sitzung plauderte ich noch eine Weile mit meinen Kollegen an den Stehtischen. Neuerlich kam der Pharmareferent mit dem weißen, großformatigem Umschlag lächelnd auf mich zu. »Sie brauchen sich deshalb keine Gedanken zu machen. Warum haben Sie ein schlechtes Gewissen? Am Ende bekommt das Geld noch jemand, der gar keine Ahnung hat«, sagte er. Seine Worte brannten sich in der Sekunde ein, in der sie ausgesprochen waren. Er schien über uns Ärzte anders zu denken, als er stets vorgab. Wir, die Experten, schienen für ihn tatsächlich nur Statisten zu sein, die gar keine Ahnung zu haben brauchten. Es schien auszureichen, dass wir hier in einem formellen Kreis zusammenkamen und als Expertengremium einem Impulsreferat des Pharmakonzerns lauschten, nachher ein bisschen plauderten und vor allem das Medikament und den Pharmakonzern beweihräucherten und dafür einen Umschlag mit einer üppigen Honorarnote bekamen. Anscheinend war es für ihn ganz normal, dass Ärzte Geld beziehungsweise Honorarnoten in Umschlägen von ihm entgegennahmen.

«Nein danke, immer noch nicht. Ich halte das für moralisch bedenklich. Sie brauchen mir auch nichts mehr anzubieten«, sagte ich.

Er lachte aufgesetzt und versuchte, die Contenance zu wahren. Nervös spielte er mit dem Umschlag.

Zwei Wochen später erhielt ich die Druckfahne einer Publikation zugeschickt, die der Konzern, der die Expertensitzung in dem Fünfsternehotel organisiert hatte, herausgeben wollte. In der Hochglanzbroschüre ging es um die Ergebnisse unserer Expertensitzung. Die Broschüre titelte unter anderem mit »Praxisorientierte Empfehlungen von Meinungsbildnern«. Ferner war an anderer Stelle zu lesen, dass die in dieser Publikation dargestellten Empfehlungen das Wissen und die Erfahrungen der teilnehmenden Ärzte darstellten und dass die Publikation dieser Broschüre durch die finanzielle Unterstützung des Pharmakonzerns ermöglicht wurde.

In der Broschüre fand ich unter der Rubrik »Statements aus der Praxis« Fotos von mir und allen anderen Kollegen, die an der Expertensitzung teilgenommen hatten, sowie diverse uns zugeordnete Statements. Kein einziges der Statements passte zu der sehr kontroversen Diskussion, die wir geführt hatten. Ich konnte mich jedenfalls nicht erinnern, solche Statements bei dieser Expertensitzung gehört zu haben.

Unter anderem fand ich bei meinem »Statement aus der Praxis« angeführt, dass die gute Verträglichkeit und hohe Sicherheit einen sehr frühzeitigen Therapiebeginn möglich mache, da schwere Nebenwirkungen nicht zu erwarten sind. Und dass ich bei weniger sicheren Therapieoptionen mit einer frühzeitigen Therapieentscheidung sehr zurückhaltend wäre.

Im allerersten Moment dachte ich sogar noch, dass hier eine Verwechslung vorliegen musste, mein Porträtfoto und mein Name falsch eingefügt worden waren. Aber so war es natürlich nicht.

Ich begann mich zu ärgern, denn mein »Statement aus der Praxis«, schön unterlegt mit einem Porträtfoto und natürlich mit Bildunterschrift von mir, war genau das Gegenteil von dem, was ich bei der Sitzung gesagt hatte und was ich auch bei jeder anderen Gelegenheit öffentlich sagte und schrieb. Ich trat und trete stets für die individuell maßgeschneiderte Therapie meiner Patienten ein. Dafür, dass sich Ärzte jeden Patientenfall genau ansehen und sehr sorgfältig abwägen und entscheiden, ob, und wenn ja, mit welchem Medikament eine Behandlung notwendig ist, oder ob kontrolliertes Zuwarten möglich ist. Dies umso mehr, da viele Medikamente beträchtliche Nebenwirkungen haben und ich ein Gießkannenprinzip für gefährlich und nicht gerechtfertigt halte. Dies wussten auch die Verantwortlichen des Pharmakonzerns, der diese Expertensitzung organisiert und bezahlt hatte.

Ich verlangte, dass die Herausgeber der Broschüre mein »Statement aus der Praxis« entsprechend korrigieren sollten, und auch, dass sie anführten, dass ich keine finanzielle Unterstützung von dem Pharmakonzern bekommen hatte. Ferner bat ich, die Teilnehmerliste auf der Titelseite zu korrigieren, da die entschuldigte Kollegin ebenfalls darauf zu finden war. Schließlich regte ich noch an, etwaige Interessenkonflikte aller Teilnehmer offenzulegen, das heißt anzuführen, wer ein Honorar oder andere Vergütung für seine Teilnahme an dem unabhängigen Expertengremium bekommen hatte. Eine solche Offenlegung, die sogenannten *disclosures*, sind in der Wissenschaft üblich. Also sah ich nicht ein, warum das bei dieser Broschüre »unabhängiger« Experten nicht so sein sollte.

Als ich schließlich die endgültige Version bekam, waren mein Name aus der Teilnehmerliste und mein »Statement aus der Praxis« samt meinem Porträtfoto verschwunden.

Dafür fand ich nun ein neues »klinisches Statement aus der Praxis« in der Broschüre – jenes der Kollegin Dr. Elisabeth Hardt. Zumindest war ihr Name nun von der

Teilnehmerliste genommen worden und angeführt, dass sie verhindert und deshalb bei der Expertensitzung nicht anwesend gewesen war. Ihr »klinisches Statement aus der Praxis« war meinem nunmehr entfernten Statement zum Verwechseln ähnlich.

DER WAHRE $KANDAL

Denken Sie an Ihren letzten Arztbesuch. Vielleicht waren Sie bei Ihrem praktischen Arzt, vielleicht auch bei einem Facharzt. In jedem Fall ist er Ihnen bestimmt höflich begegnet und hat Ihnen, so gut er konnte, geholfen. Zuerst sprach er mit Ihnen über Ihre Symptome, dann stellte er eine Diagnose und am Ende verschrieb er Ihnen ein Medikament.

Darauf, welches Medikament er Ihnen verschrieb, hatten Sie vermutlich so viel Einfluss wie darauf, welche Schere Ihr Friseur verwendet. Sie wollten auch gar keinen Einfluss darauf nehmen. Denn Sie dachten, dass ein Arzt Ihnen ein Medikament aus einem einzigen Grund verschreibt: weil es nach seinem besten Wissen und Gewissen jenes ist, das Ihnen am besten helfen kann.

Was tatsächlich dazu geführt hat, dass der Arzt Ihres Vertrauens Ihnen ausgerechnet dieses Medikament verschrieb, welche Studien dazu beigetragen haben und wie sie zustande kamen, welche Gespräche und Handschläge stattgefunden haben könnten und welche Briefumschläge dabei eine Rolle gespielt haben könnten, werde ich in diesem Buch zeigen.

Ich werde es nicht anhand einer umfassenden und detailreichen Analyse der Pharmaindustrie und ihrer Wechselwirkungen mit dem Gesundheitswesen zeigen, sondern auf Basis meiner täglichen Erfahrungen im Krankenhaus. Manches mag provokant klingen, manches vielleicht polemisch. Das ist eine Folge des Ärgers über die herrschenden Zustände, der sich in vielen Jahren bei mir aufgestaut hat. Ich schreibe dieses Buch, weil ich genug habe.Wirksame Medikamente sind ein wertvolles Gut für die Menschheit. Zwischen 1918 und 1920 forderte die Spanische Grippe Schätzugen zufolge zwischen 25 und 50 Millionen Todesopfer, wogegen wir dank der Forschung der Pharmaindustrie jetzt viel besser vorbereitet wären. AIDS ist dank der Pharmaindustrie und ihrer teils genialen Wissenschaftler und Forscher kein Todesurteil mehr, gleiches gilt für andere schwere Erkrankungen.

Das Problem sind die Gier und das Geld. Im Spiel der Kräfte des freien Marktes wollen Pharmakonzerne wie jedes andere Unternehmen auch so viele ihrer Produkte wie möglich an so viele Endabnehmer wie möglich bringen, und was überhaupt ein Produkt ist und wer es bekommen soll, scheinen dann oft nicht wissenschaftliche Vernunft und medizinischer Bedarf, sondern Anlegerinteressen und Profitdenken zu entscheiden.

Das Ausmaß an Einflussnahmen, Einflüsterungen und Manipulationen, die der Entscheidung Ihres Arztes, Ihnen ausgerechnet dieses Medikament zu verschreiben, vorausgegangen sind, wird Sie schockieren. Es wird Sie schockieren zu erkennen, dass es bei dieser Entscheidung tatsächlich nicht in erster Linie um Sie und Ihr wichtigstes Gut, Ihre Gesundheit, geht, sondern um das Streben von Medikamentenherstellern nach Marktmacht und Gewinn.

Es wird Sie schockieren, dass es mittlerweile ein in sich und durch sich gewachsenes System ist, das sich natürlich im gesetzlichen Rahmen bewegt, und dass wir die Manipulation als Normalität und Selbstverständlichkeit wahrnehmen und mit ihr leben, wie ein Arzt und Standesvertreter einmal öffentlich sagte: »Von meinem Gehalt als Spitalsarzt kann ich ja gar nicht leben«, weswegen es nur legitim sei, wenn die Pharmaindustrie seine Kongresskosten übernehme.

Es wird Sie schockieren, dass unsere Gesetze solche Praktiken überhaupt möglich machen. Sie werden sich fragen, warum die Gesetze nicht verschärft werden, und werden es genauso wenig verstehen wie ich, da die Lösungsvorschläge auf der Hand liegen, aber keiner von den politischen Verantwortlichen scheinbar etwas tun möchte.

Sie haben schon einmal gehört, dass die Pharmakonzerne nicht die Guten sind, nicht wahr? Da war doch etwas, denken Sie. Ja genau. Da waren die Skandale, die in den vergangenen Jahrzehnten Wellen der Empörung ausgelöst haben. Doch ein paar Strafzahlungen und außergerichtliche Vergleiche später hat sich nichts verbessert, im Gegenteil. Die Skandale gingen vorüber, der Aufschrei verhallte und die Industrie wurde in ihrem Handeln nicht unbedingt transparenter, sondern bloß subtiler. Sie schöpft einfach nur ihre Möglichkeiten aus.

Die Pharmakonzerne scheinen begriffen zu haben, dass sie nur geschickter agieren müssen, um das gleiche Spiel weiter zu treiben, und dass, selbst wenn sie dabei Fehler machen, ihre Risiken gering sind. Sie müssen nur an den richtigen Schräubchen drehen und die richtigen Hebel in Bewegung setzen, um die richtigen Rädchen im Getriebe zu beeinflussen.

Das haben sie zum Beispiel im Zuge der Malversationen rund um das Schmerzmittel *Vioxx* begriffen, das der amerikanische Pharmakonzern *Merck* 2004 unter zunächst mysteriösen Umständen vom Markt nahm. Es herrschte allgemeine Verwunderung über die Entscheidung von *Merck*, an dessen Gesamtumsatz *Vioxx* bis dahin einen nennenswerten Anteil hatte.

Allmählich sickerte die Wahrheit durch. Eine von *Merck* finanzierte Studie sollte neue Anwendungsgebiete für das erfolgreiche Medikament erschließen. Konkret ging es um die Frage, ob das Schmerzmittel auch bei der Vorbeugung gegen bestimmte Dickdarmtumore wirksam wäre. Doch die sogenannte APPROVe Studie dokumentierte neben der erwarteten und erwünschten Wirkung auf die an sich gutartigen Dickdarmtumore auch sehr gefährliche Nebenwirkungen von *Vioxx*: Das Risiko, einen Herzinfarkt oder einen Schlaganfall zu erleiden, verdoppelte sich bei Patienten, die das Medikament einnahmen, allerdings erst nach einer längeren Beobachtungszeit.

Merck nahm *Vioxx* vom Markt. Fraglich ist bis heute, wie viele durch *Vioxx* verursachte Todesfälle verhindert hätten werden können, wenn der Pharmakonzern das Medikament gleich vom Markt genommen hätte, als die ersten Herzinfarkte und Schlaganfälle auftraten.

In den darauffolgenden Jahren stimmte der Pharmakonzern einem Vergleich zu, bei dem er etwa 900 Millionen Dollar Schmerzensgeld an die Opfer zahlte. Klingt dramatisch, war es aber für *Merck* eigentlich nicht. Denn *Merck* hatte zuvor 2,5 Milliarden Dollar Umsatz mit *Vioxx* erziehlt, und zwar jährlich. Weshalb die scheinbar horrende Zahlung in der Endabrechnung den Gewinn von *Merck* mit *Vioxx* bloß ein wenig schmälerte.

Was die Pharmakonzerne aus der Causa lernen konnten, war: Lege einen *Rainy Day Fund* an, also eine Rücklage für derartige Vorfälle, und kalkuliere dessen Dotierung in den Medikamentenpreis ein. Um den Imageschaden kümmern sich die PR-Strategen, die Anwälte finden neue Tricks und Techniken zur Umgehung der schärferen Kontrollen und Vorgaben bei der Zulassung, die der politische Wille im Gefolge solcher Skandale hervorbringt, und schon ist ein Skandal mit ein paar tausend Toten »geschluckt«.

Im Kern ist also das System nach dem *Vioxx*-Skandal und den anderen Skandalen das gleiche geblieben, nur die Pharmakonzerne haben sich weiterentwickelt. Sie agieren schlauer als früher. Sie brauchen sich nicht in die plumpe Illegalität zu wagen. Sie haben es auch nicht nötig, sich mit kriminellen Praktiken Vorteile zu Lasten der Patienten zu verschaffen, das können sie auch im Rahmen der Gesetze und der existierenden Grauzonen tun. Der wahre Skandal spielt sich jetzt im Rahmen der geltenden Gesetze vor unser aller Augen ab, bloß sieht ihn keiner, weil der Wahnsinn zur Normalität wurde und ihn viele Meinungsbildner nicht sehen wollen. Aber die sogenannten Meinungsbildner – oder *key opinion leaders* – werden in der Industrie in den allermeisten Fällen von der Industrie »gemacht« und meines Erachtens nur zu einem Zweck, nämlich um andere Ärzte zu beeinflussen. Dies ist einer der effektivsten Mechanismen, der Hauptmultiplikator, der die Verkaufszahlen der beworbenen und von Meinungsbildnern empfohlenen Produkte vervielfachen kann.

Ich schreibe dieses Buch in dem Bewusstsein, dass es vielen Menschen, die in der Pharmaindustrie oder im Gesundheitswesen tätig sind, und vielleicht auch Patienten, die lieber blind vertrauen als hinterfragen, missfallen wird. Ich habe mich dazu entschlossen, weil wir als Gesellschaft aufwachen müssen. Denn die Pharmakonzerne sind gut vorbereit im 21. Jahrhundert angekommen, wir hingegen hinken hinterher.

Die Pharmakonzerne verfolgen klare Ziele, die sich aus Quartalsplänen und Profitmaximierung zusammensetzen. Wer will es ihnen auch verübeln? Schließlich müssen sie sich in einer globalen Marktwirtschaft behaupten.

Doch es fehlt das Korrektiv. Denn diesen Konzernen stehen inhaltlich überforderte politische Entscheidungsträger, planlose Wissenschaftler, überarbeitete Ärzte und eine ahnungslose Zivilgesellschaft gegenüber, die zum Teil schon selbst die globale Marktwirtschaft als übergeordnetes Prinzip akzeptiert haben.

Medikamente sind aber eben kein Produkt wie jedes andere. Irgendwann sind wir alle Patienten und dann haben wir ein fundamentales Recht auf eine Behandlung, die ausschließlich unseren Interessen, unserer Gesundheit dient.

Außerdem schreibe ich dieses Buch auch deshalb, weil es für mich als Arzt unerträglich ist, zusehen zu müssen, wie sich gut ausgebildete Mediziner gutgläubig »kaufen«

lassen und bereitwillig die von den Pharmakonzernen gebauten goldenen Brücken beschreiten, mit deren Hilfe sie sich nicht als korrupt fühlen müssen. Und ja, ich spreche von »sich kaufen lassen« und »sich nachher selbst belügen«.

Nicht zuletzt schreibe ich dieses Buch, weil die beschränkten Ressourcen des Gesundheitssystems ökonomisch sinnvoll eingesetzt werden müssen. Sie sind kostbar und begrenzt. Und wir dürfen nicht vergessen, dass funktionierende Versicherungssysteme in unseren westlichen Gesellschaften die Eckpfeiler unseres sozialen Friedens sind. Unsere Versicherungssysteme dürfen nicht systematisch und hemmungslos ausgebeutet werden, wie dies zum Beispiel durch unverschämt hohe Preise für Medikamente, deren Wirkung vielleicht auch noch oft fragwürdig ist, tagtäglich geschieht. Wir benötigen ein Korrektiv: durch den Gesetzgeber, durch die Medizin, die Wissenschaft und durch uns alle. Ein solches Korrektiv kann nur durch das Schaffen von Bewusstsein, durch Aufklärung und einen Blick hinter die Kulissen entstehen.

DIE PHARMAREFERENTEN

Als Patienten werden Menschen bezeichnet, die ärztliche Hilfe oder eine andere medizinische Dienstleistung in Anspruch nehmen wollen oder müssen. Jeder Mensch, zumindest jeder in einer Industrienation lebende, war mindestens schon einmal in seinem Leben Patient. Sei es als Neugeborener im Kreissaal, als Kleinkind wegen Impfungen beim Kinderarzt oder als Erwachsener wegen einer Erkrankung.

Patienten bezahlen ihre Leistung manchmal direkt, aus eigener Tasche vor Ort, aber meistens indirekt über ihre Krankenversicherung. In der Regel bezahlt die Krankenversicherung dem Arzt die erbrachte medizinische Leistung nach einem festgelegten Tarif. Die Voraussetzung dafür ist, dass der Patient seine Versicherungsbeiträge bezahlt. Es herrscht Versicherungspflicht, denn der

Staat hat erkannt, dass die meisten Menschen wochenlange Krankenhausaufenthalte, ein paar Tage auf der Intensivstation, Rettungstransporte, die jährlichen Untersuchungen und die notwendigen Medikamente nicht aus eigenen Mitteln bezahlen könnten. Da nach unseren Wertvorstellungen niemandem Gesundheitsleistungen, die er benötigt, vorenthalten werden dürfen, zahlen wir in einen gemeinsamen Topf ein, um im Ernstfall daraus schöpfen zu können. Darauf hat jeder Krankenversicherte einen Anspruch.

Das bedeutet, die eigentliche Zielgruppe der Pharmakonzerne sind zwar die Patienten, doch es bringt ihnen wenig, sich direkt an sie zu wenden, zumal die meisten Medikamente verschreibungspflichtig sind. Zur wichtigsten Zielgruppe der Pharmakonzerne wird damit eine vorgelagerte: die Ärzte, die sich aus Sicht der Pharmakonzerne in vier für sie allesamt interessante Gruppen unterteilen.

- Gruppe 1: Ärzte, die hauptsächlich Patienten behandeln.
- Gruppe 2: Ärzte, die hauptsächlich Forschung betreiben.
- Gruppe 3: Ärzte, die Meinungsbildner sind, also in der Regel zu Expertensitzungen und Expertengremien geladen sind, Vorträge für medizinische Fachgesellschaften oder die Pharmaindustrie halten oder viel-

leicht auch einflussreiche Mitglieder von Fachgesellschaften sind und für wissenschaftliche Journale arbeiten, das heißt als Redakteure oder als Gutachter fungieren.

- Gruppe 4: Ärzte, die als Fachberater auf politische Entscheidungen Einfluss nehmen.

In allen diesen Rollen sind Ärzte wichtige Ansprechpartner der Pharmakonzerne. Sehr plakativ ausgedrückt sind Ärzte das wichtigste Bindeglied in der Verkaufskette. Durch die Ärzte wird das Produkt Medikament an die Endverbraucher, die Patienten, gebracht, das heißt verkauft.

Und noch viel wichtiger: Ärzte sind eine Drehscheibe im gesamten Gesundheitswesen, das für die meisten Menschen kaum mehr überschaubar ist, weil es dermaßen komplex ist.

Ärzte haben vielfältigste Funktionen. Sie sind in der Grundlagenforschung tätig, genauso wie in der klinischen Forschung. Als Redakteure der medizinischen Wissenschaftsjournale bestimmen sie maßgeblich mit, welche Studie in bestimmten Journalen publiziert und hiermit der großen wissenschaftlichen Fachwelt vorgestellt wird.

Ärzte haben über ihre medizinischen Fachgesellschaften großen Einfluss auf die Verschreibungspraxis zigtausender anderer Ärzte. Die Leit- und Richtlinien, die von den medizinischen Fachgesellschaften herausgegeben werden, sind hierfür eines ihrer wichtigsten Instrumente. Außerdem beraten die Fachgesellschaften die Entscheidungsträger im Gesundheitswesen und in der Politik.

Es versteht sich von selbst, dass Ärzte demnach im Fokus vieler Interessen sind. Das Hauptinteresse der Pharmakonzerne liegt selbstverständlich im Verkauf ihrer Produkte, das heißt letzten Endes immer in höheren Verschreibungszahlen.

Die medizinische Informationsgesellschaft

Es liegt in der Verantwortung der Ärzte, über die Medikamente, die sie verschreiben, genau Bescheid zu wissen. Sich über das Angebot und dessen Wirkung zu informieren, ist eine ihrer wichtigsten Aufgaben. Schließlich ist die Verschreibung eines Medikaments in vielen Fällen das Ergebnis ihrer Arbeit, nachdem sie mit ihren Patienten gesprochen, sie untersucht und eine Diagnose gestellt haben. Der Erfolg ihrer Arbeit hängt dann auch davon ab, dass das Medikament, das sie verschrieben haben, wirkt.

Ärzte müssen deshalb ständig die über Medikamente verfügbaren Informationen prüfen. Sie müssen versuchen, aus der Flut der über Medikamente verfügbaren Informationen die objektiv richtigen auszuwählen, um im Sinne ihrer Patienten handeln zu können. Doch das ist schwierig, denn im Kampf um diese objektiv richtigen

Informationen steht einer überforderten Ärzteschaft eine übermächtige Pharmaindustrie gegenüber.

Die Pharmaindustrie stellt mit 1000 Milliarden Euro globalem Gesamtumsatz, so die Schätzung für 2015, einen wirtschaftlichen Machtfaktor gigantischer Größe dar. Entsprechend ihrer wirtschaftlichen Macht sind die Pharmakonzerne hervorragend auf die Kommunikation mit ihren Zielgruppen, vorwiegend den Ärzten, vorbereitet.

Die Budgets für Werbung und Marketing der einzelnen Konzerne sind enorm. Qualifizierten Schätzungen des Datendienstleisters *GlobalData* zufolge gab zum Beispiel der Pharmakonzern *Johnson&Johnson* im Jahr 2013 satte 17,5 Milliarden US-Dollar für Werbung und Marketing aus. *Novartis* folgte dicht dahinter mit 14,6 Milliarden US-Dollar. An dritter Stelle reihte sich *Pfizer* mit 11,4 Milliarden US-Dollar ein.

Der Hauptteil der Werbe- und Marketingmaßnahmen der Pharmakonzerne richtet sich wie gesagt an die Ärzte. Sie können für diese Zielgruppe enorme Mittel aufwenden, denn es zahlt sich aus, wie sich etwa anhand des eingangs beschriebenen Beispiels leicht nachrechnen lässt: Wenn ich das Medikament, um das es bei dem Treffen in dem Wiener Nobelhotel ging, ein Jahr lang 100 Patienten verschreibe, bedeutet das für den Hersteller knapp 1,7 Millionen Euro Jahresumsatz nur durch mich mit diesem einen Produkt und diesen 100 Patienten.

Das bedeutet, dass es sich für die Pharmakonzerne lohnt, die Kommunikation mit Ärzten mit hohem Einsatz an Mitteln in ihrem Sinn zu gestalten. Mit dem Ziel, dass die Ärzte möglichst vielen Patienten ihre Produkte möglichst frühzeitig und möglichst lang verschreiben. Ihr wichtigstes und dementsprechend teuerstes Kommunikationsmittel sind dabei die Pharmareferenten.

Entspannte Kommunikatoren

Die Pharmareferenten sind ziemlich entspannt. Sie beziehen ein Einstiegsgehalt von 2500 bis 3000 Euro monatlich, plus Erfolgsprämien, mit denen sie ihr Einkommen verdoppeln können. Diese Prämie kriegen auch die meisten von ihnen. Denn wer sie nicht kriegt, soll angeblich nicht mehr lange in seiner Firma oder gar Branche bleiben. Dazu kommen bequeme Dienstautos, aus denen sie in maßgeschneiderten Anzügen steigen, wenn sie einen der wenigen ihnen zugeteilten Ärzte besuchen.

Die Ärzte sind weniger entspannt. Ihre Gehälter ähneln sehr oft den Einstiegsgehältern der Pharmareferenten, wobei die Ärzte aber im Gegensatz zu den Pharmareferenten einem sogenannten gefahrengeneigten Beruf nachgehen, oftmals rund um die Uhr arbeiten und sich keinen Fehler erlauben dürfen. Die ärztliche Ausbildung ist sehr lang, beginnt an der Universität und wird nach der Universität im Spital direkt am Krankenbett fortgesetzt. Fortbildung und Weiterbildung enden aber nie. Der Beruf ist knallhart.

Interessanterweise ist die genaue Zahl von Pharmareferenten nicht bekannt. Die Pharmakonzerne halten sich bedeckt. Scheinbar möchte sich niemand gerne in die Karten schauen lassen. In Österreich sind Schätzungen zufolge 1800 Pharmareferenten tätig, in Deutschland 20.000. Für den klinischen Alltag bedeutet das, dass es jeden Tag in jedem Spital von Pharmareferenten geradezu wimmelt.

Die Pharmareferenten machen auch gar kein Hehl daraus, dass sie im Vergleich zu den gestressten und aufgrund des Spardruckes im Gesundheitswesen zunehmend überlasteten Ärzten ziemlich entspannt sind. »Wenn Ihnen die Medizin einmal keinen Spaß mehr macht, dann kommen Sie doch einfach zu uns«, sagte ein Pharmareferent einmal zu mir. »Da schieben Sie eine ruhige Kugel, haben weniger Aufwand, lernen interessante Menschen kennen und fahren ab und zu auf Kongresse. Außerdem ist Ihr Gehalt dann sicherlich besser als Ihr jetziges. Wenn Sie gut sind, sind Sie schnell beim Dreifachen.«

Pharmareferenten sind aber sicher nicht bösartiger oder rücksichtsloser als andere Menschen. Ihr Job ist auch nur einer wie jeder andere. Sie haben ihre gesetzten Ziele sowie ihre vorgegebenen Vorgehensweisen und Mittel, mit denen sie diese Ziele zu erreichen trachten. Sie verkaufen eben ein Produkt. Das Produkt ihres

Auftraggebers. Sie sind Verkäufer, die teilweise eine spezielle Ausbildung machen müssen. Logischerweise werben die Pharmakonzerne aber gerne auch gleich Mediziner und Ärzte ab.

Werbebotschafter im Krankenhaus

Nach außen stellen die Pharmakonzerne die Pharmareferenten als Informationsvermittler dar. Sie sollen es den Ärzten erleichtern, ihrer Pflicht, sich über neue Medikamente und deren Wirkungen zu informieren, nachzukommen. Sie tragen das Mäntelchen der Objektivität, zumindest versuchen sie es mehr oder weniger beherzt zu tragen.

Nach innen ist die Selbstdefinition dieses Berufsstandes schon etwas anders. Die Pharmareferenten sehen sich selbst oft schlicht als Verkäufer. Einer ihrer Standesvertreter formulierte das Profil dieser Berufsgruppe einmal so: »Als Pharmareferenten eignen sich besonders Personen, die gerne auf Menschen zugehen. Gefragt ist der Einzelkämpfertyp mit Managementqualitäten, denn oft müssen Entscheidungen vor Ort schnell und ohne Rücksprache mit Vorgesetzten getroffen werden. Dabei ist es wichtig, Prioritäten zu erkennen. »Ferner führte er aus: »Von der Industrie wird der Pharmareferent als wertvolles Instrument angesehen. Die Industrie steckt viel Geld in die Weiterbildung ihrer Mitarbeiter, wobei nicht nur auf Produktschulung Wert gelegt wird. Es ist wichtig, über den Tellerrand zu schauen. Man muss sich auch mit aktuellen Dingen, etwa wirtschaftspolitischen Entwicklungen, vertraut machen.«

Die nach außen hin betonte Verantwortung, die Pharmareferenten natürlich auch gegenüber Patienten hätten, habe ich leider nur selten gesehen. Vordergründig geht es um Umsätze und Aufstieg auf der Karriereleiter, wie jener Standesvertreter, der den Job künftigen Bewerbern schmackhaft machen wollte, offen erklärte: »Als Pharmareferent Karriere zu machen heißt, seinen Fuß in der Tür zum Management zu haben. Man tut sich auch in anderen Berufsfeldern der Branche wesentlich leichter, wenn man Erfahrung im Außendienst hat, etwa im Marketing als Produktmanager. Der ideale Einstieg in diese gut bezahlte Branche ist also der Job als Pharmareferent, da der Referent die wichtigste Schnittstelle zwischen pharmazeutischer Industrie auf der einen Seite und den Ärzten, Apothekern und dem medizinischen Personal in Spitälern auf der anderen Seite ist. Der Erfolg von Pharmaprodukten hängt zu einem großen Teil von den Fähigkeiten des Pharmareferenten ab. Damit ist er eine zentrale Figur im Unternehmen. Dementsprechend sind die Erwartungen an ihn hoch, aber die Vergütung ist es auch.«

Was heißt das genau? Pharmareferenten sollen Ärzte auf Gedeih und Verderb, ohne Rücksicht auf Verluste davon überzeugen, das von ihnen beworbene Medikament zu verschreiben? Auf der Karriereleiter aufsteigen und gut verdienen werden nur die Pharmareferenten, deren Ärzte die »richtigen Verschreibungszahlen« bringen. Das heißt, die Verschreibungszahlen müssen hoch sein. Je höher desto besser.

Das Mäntelchen der Objektivität tragen manche von ihnen dabei, wenn überhaupt noch, inzwischen sehr nachlässig. Wechselt zum Beispiel ein Pharmareferent seinen Arbeitgeber, kann es vorkommen, dass er ein Produkt abqualifiziert, das er bei seinem bisherigen Job gelobt hat. Sie agieren wie Söldner in einem kapitalistisch funktionierenden Markt. Einmal angeheuert versuchen sie unablässig, allen Ärzten ihr Produkt aufzuschwatzen. Aber natürlich können die meisten auch gar nicht anders, da sie die entsprechenden Fachkenntnisse gar nicht haben. Somit sind sie auf die Informationen ihrer Arbeitgeber, den großen Pharmakonzernen, voll und ganz angewiesen.

Pharmareferenten unterscheiden sich von Vertretern anderer Branchen wie zum Beispiel Staubsaugervertretern noch am ehesten dadurch, dass es gemessen an der geringen Zahl ihrer »Kunden«, den Ärzten, sehr viele von ihnen gibt. Grob geschätzt ist das Verhältnis Pharmareferenten zu Ärzten gleich 1:10 bis 1:20. Ein solches Betreuungsverhältnis gibt es nur in wenigen Sparten, weil es sich normalerweise nicht rechnet.

Staubsaugervertreter mit Medikamentenkoffern

Den Hauptteil dieser Überzeugungsarbeit leisten die Pharmarefernten, wenn sie Ärzte in Krankenhäusern und Praxen aufsuchen. Dabei kommen sie so gut wie täglich und zu allen Tageszeiten. Das Gesprächsklima ist dabei meist betont amikal. »Wie geht es Ihnen heute?«, fragen sie. »Kennen Sie schon unsere neuesten Daten? Schauen Sie, was ich hier für Sie habe. Einen USB-Stick mit all unseren Daten vom letzten großen Kongress.«

Dann versuchen sie, »gut« zu sein, und manche versuchen sogar, mit fragwürdigen Mitteln besonders »gut« zu sein. Ich erinnere mich an einen hektischen Tag in der neurologischen Ambulanz. Wie am Fließband musste ich Patienten untersuchen. Natürlich musste ich für jeden einzelnen die volle Konzentration aufbringen, die jeder von ihnen auch verdiente. Ausgerechnet in dieser Situation sprach mich im Ambulanzbereich eine Pharmareferentin an. Sie bat, mit mir sprechen zu dürfen, nur ein paar Minuten. Ich sagte ihr, dass jetzt gerade viel zu tun sei, wie sie übrigens selbst gut erkennen könnte, und dass sie gerne warten könne, ich ihr aber nicht versprechen könnte, dass ich später Zeit haben würde.

Die Pharmareferenten warten aber immer. Auch diese Pharmareferentin wartete. Zwei oder drei Stunden lang. Es tat mir, ähnlich wie bei den vielen Patienten, die oft stundenlang warten müssen, leid. Ich lasse niemanden gerne warten.

Schließlich ergab sich eine ruhige Minute. Ich bat sie in den Untersuchungsraum, bot ihr einen Platz an und setzte mich ihr gegenüber. Ihr Blick schweifte kurz zur Tür. »Könnten Sie die Tür schließen?«, sagte sie.

Ich kam ihrem Wunsch nach, schloss die Tür und fragte auch ein wenig neugierig, welche Daten, welche Neuigkeiten sie mir denn präsentieren wollte.

Erst jetzt nahm ich ihre langen Beine wahr. Sie trug einen sehr kurzen Rock, saß mit übereinandergeschlagenen Beinen und auffällig weit geöffneter Bluse vor mir. Sie druckste herum. »Ich weiß nicht, wie ich die richtigen Worte finden soll«, sagte sie und fing mit ihrer Halskette über ihrem Dekolleté zu spielen an. Sie wirkte ein wenig nervös, spielte aber gekonnt mit ihren Reizen, ihrer Weiblichkeit.

Ich war irritiert und fragte: »Die richtigen Worte? Was meinen Sie?« Es verstrichen einige Sekunden. Ihre Stimme klang belegt.

»Ich bekomme langsam Probleme in der Firma. Es ist uns bekannt, dass hier unser Medikament ... wie soll ich es ausdrücken? Es ist uns bekannt, dass Sie und Ihre Kollegen unser Medikament nicht sehr häufig verschreiben.«

Sie räusperte sich kurz: »Was kann ich für Sie ganz persönlich tun, damit Sie mehr von unserem Medikament verschreiben?«

Ich hoffte, dass ich sie missverstanden hatte. »Wie bitte?«, fragte ich.

»Naja, Sie werden wohl nicht leugnen, dass Sie wenig von unserem Medikament verschreiben«, sagte sie.

»Woher haben Sie diese Information?«, fragte ich sie.

Sie beugte sich über den Tisch vor und dabei baumelte ihre goldene Kette hin und her. »Das kann ich Ihnen nicht sagen, aber seien Sie doch bitte ehrlich: Es stimmt doch, oder?«

Ich schüttelte den Kopf. »Selbst wenn ich es wüsste, würde ich es Ihnen nicht sagen. Ich kläre meine Patienten jeweils umfassend über Vor- und Nachteile aller zur Verfügung stehenden Medikamente auf und dann lasse ich meine Patienten zwischen an sich gleichwertigen Medikamenten selbst entscheiden.

»Im Ernst?«, fragte sie. »Sie lassen Ihre Patienten entscheiden, welches Medikament Sie bekommen?« Ihre Frage hatte einen gewissen vorwurfsvollen Unterton.

«Ja, wenn es mehrere Medikamente gibt, die aus meiner Sicht gleichwertig sind, tue ich das.«

Sie lehnte sich wieder zurück und strich über ihre langen Haare. »Sie wissen sicher, dass auch ich meine Vorgaben habe«, sagte sie. »Deshalb möchte ich Ihnen bei der Entscheidung helfen, mehr von unserem Medikament zu verschreiben.«

Ihre Kette lag auf ihrem Dekolleté. Der Ausschnitt war tief. Sie wartete offensichtlich auf meine Reaktion. Stille.

Ich stand wortlos auf, ging zur Tür, bat eine Krankenschwester in den Raum und ersuchte die Pharmareferentin, alles, was sie gesagt hatte, zu wiederholen. Prompt verließ sie mit ihren Stöckelschuhen den Raum.

Das Deckmäntelchen Fortbildung

Ein beliebtes Mittel der Pharmareferenten bei der Manipulation von Ärzten sind Einladungen zu Fortbildungsveranstaltungen.

Ärzte unterliegen in fast jedem Land der Welt einer Fort- und Weiterbildungspflicht. Sie müssen nachweisen können, dass sie diese Pflicht erfüllen. Zu diesem Zweck dient üblicherweise eine Bestätigung über die erfolgte Teilnahme an einer Fortbildungsveranstaltung. Hierfür erhalten die Teilnehmer Punkte, sogenannte CMEs (Anm. *Continuing Medical Education*). Von diesen CMEs müssen sie eine festgelegte Anzahl während einer bestimmten Evaluierungsperiode erwerben. Wer seiner Fortbildungs- und Weiterbildungspflicht nicht nachkommt, riskiert viel. Wer sich nicht regelmäßig zertifiziert, kann unter anderem auch ein Berufsverbot riskieren.

Diese Pflicht zur ständigen Fortbildung nutzt die Pharmaindustrie für sich. Denn einen Großteil dieser CMEs können Ärzte nur durch Kongressbesuche erwerben. Diese Besuche kosten eine Menge Geld. Die Reisekosten und

Teilnahmegebühren eines solchen Kongresses verschlingen gut und gern ein halbes bis ein ganzes Monatsgehalt eines durchschnittlich verdienenden Arztes. Die Pharmakonzerne haben diesen Teufelskreis, oder besser noch, diese »Kostenspirale« wahrscheinlich selbst angekurbelt, indem sie sehr großzügig die Kosten für die Reise- und Teilnahmegebühren für viele Kongressteilnehmer übernahmen. Nachdem sich nur mehr wenige die Kosten selbst zahlten, explodierten die Kosten. Mittlerweile sind diese unverschämt hoch und stehen in keinerlei Relation zum mageren Kongressprogramm, das zunehmend auch durch die Geldgeber und Sponsoren, das heißt die Pharmakonzerne, diktiert scheint. Schließlich sorgen die Pharmakonzerne ja für volle Kongresshallen und karren aus aller Herren Länder und Kontinente Ärzte herbei, damit der jeweilige Kongress auch ein voller Erfolg für die Kongressveranstalter wird. Die Kongressveranstalter sind in der Regel medizinische Fachgesellschaften, die aber auf das Geld von ihren Sponsoren, das heißt der Pharmakonzerne, angewiesen sind. Sowohl die Kongressbesucher als auch die Kongressveranstalter profitieren scheinbar von diesem Dreiecksverhältnis: einladende Ärzte – geladene Ärzte – Pharmakonzerne.

Es handelt sich um ein wirtschaftliches Abhängigkeitsverhältnis der kongressveranstaltenden Ärzte beziehungsweise medizinischen Fachgesellschaften auf der einen Seite und der eingeladenen Ärzte, das heißt Kongressbesucher, auf der anderen Seite. Die Pharmakonzerne scheinen nahezu alles zu finanzieren.

Manche Ärzte beugen sich dem dabei entstehenden Druck und belügen sich selbst, dass die Wirkung des einen Medikaments doch ohnedies gleich wie die des anderen Medikaments ist. Schließlich wäre man ja nicht der einzige Arzt, der es verschreibt, und außerdem gäbe es ja genügend klinische Studien, die die Wirkung des Medikaments eindrucksvoll belegen. Zumindest hat einem das der Pharmareferent bereits mehrmals mit den bunten Hochglanzbroschüren und Powerpoint-Präsentationen erklärt. Aber der Selbstbetrug kann noch viel weiter gehen.

In einer kleinen Diskussionsrunde zu dritt besprachen wir ein bestimmtes Medikament für Multiple Sklerose-Patienten, das von einem Pharmakonzern sehr stark beworben wird. Die Therapiekosten betragen mehr als 2000 Euro pro Patient und pro Monat, das heißt knapp 30.000 Euro pro Patient und Jahr. Der Preis ist hoch, ja für mein Dafürhalten sogar unverschämt hoch und aufgrund der bescheidenen Wirkung und dem hohen möglichen Nebenwirkungspotential auch nicht gerechtfertigt. Aber das Medikament sichert seinem Pharmakonzern jährliche Milliardenumsätze. Es wird durch geschicktes Marketing weltweit sehr viel verschrieben.

Einige meiner Kollegen und ich hatten Vorbehalte. »Ich würde meinen Patienten kein Medikament verschreiben, das ich nicht selbst bereit wäre, einzunehmen. Außerdem bringt es keine merklichen Verbesserungen, im Gegenteil. Ich habe sogar den Eindruck, dass sich manche Patienten langsam aber sicher sogar etwas verschlechtern. Außerdem hat das Präparat erhebliche Nebenwirkungen und die Langzeitfolgen sind noch unbekannt. Wir wissen in Wirklichkeit noch gar nicht, was wir unseren Patienten antun«, meinte ich.

»Das sehe ich auch so«, sagte eine Kollegin. »Ich habe auch keine guten Erfahrungen damit gemacht.«

»Naja«, sagte der Dritte in der Runde schließlich. »Vielleicht tun wir dem Medikament unrecht. So schlecht ist das Medikament gar nicht, und die Studien zeigen hervorragende Zahlen. Es ist nur eine Frage des Standpunktes. Vielleicht solltet ihr eure Ansicht nachschärfen?«

Verwundert sah ich ihn an. »Was meinst du mit ›nachschärfen‹?«, fragte ich ihn.

Ich war wirklich irritiert. Denn was verschrieben wir im Endeffekt? Wohl die Medikamente, die wir nach Abschätzen von Nutzen und Risiko am ehesten nach bestem Wissen und Gewissen empfehlen konnten.

Er druckste herum. »Ich meine nur, dass ich sehr wohl noch Patienten mit dem Medikament einstellen werde. Da es ja an sich kein so schlechtes Medikament ist«, sagte er.

Den nächsten großen Kongress in Übersee besuchte er auf Kosten des Pharmakonzerns, der das Medikament vertreibt.

Die Pharmareferenten können bei ihren Einladungen nicht nur auf den Bedarf der Ärzte an CMEs setzen, sondern auch auf tolle Reiseziele. Wer wollte denn nicht schon einmal fremde Städte und Länder sehen?

Als Beispiel ein Gespräch, das ich mit einer Pharmareferentin eines der *Global Players* der Branche führte. Sie hatte sich für ein ganz normales Informationsgespräch angemeldet. Ich dachte, dass sie mich abermals, wie so oft zuvor, über die »neuesten Daten und Informationen« über das Produkt ihres Pharmakonzerns informieren wollte.

Kurzum, ich kannte sie als altgediente Mitarbeiterin dieses *Global Players* schon lange. Ihr Auftrag bestand schon viele Jahre darin, mich über ein Medikament, das zur Behandlung von Multiple Sklerose-Patienten zugelassen ist, zu informieren und davon zu überzeugen, das Medikament »großzügig« einzusetzen. Obwohl ich bei diesen Besuchen so gut wie nie etwas für mich Neues erfuhr, empfing ich sie trotzdem immer wieder, weil es irgendwie zum gelebten Alltag und zum guten Ton gehörte und insbesondere weil ich nicht unhöflich sein wollte.

Sie selbst trat immer professionell auf und versuchte trotz des korrekt höflichen Umgangs, meine »beste Freundin« zu verkörpern, Nähe und Vertraulichkeit auszustrahlen. Ihre kommunikativen Fähigkeiten waren Resultat langjähriger Schulungen, Seminare und Sprachtrainings, wie sie mir selbst einmal erzählte. Zudem war mir diese

Pharmareferentin auch sympathisch und wir hatten nach vielen Produktinformationsgesprächen bereits eine gute zwischenmenschliche Gesprächsbasis.

Gerade als ich eine Minute durchatmen konnte, klopfte sie an der offenen Türe und trat in mein Arbeitszimmer. »Guten Tag, Herr Dr. Aboulenein«, sagte sie. »Etwas hektisch heute, oder?«

»Wie immer, wenn Sie kommen«, sagte ich und schüttelte ihre Hand.

Das Patientenaufkommen war an diesem Tag tatsächlich besonders hoch. Ich wollte, dass sie mir möglichst schnell ihre Neuigkeiten erzählte, damit ich mich wieder dem nächsten Patienten widmen konnte, den ich bereits aufrufen ließ. Die Neuigkeiten waren immer »brandaktuell«, »druckfrisch« oder noch »fast geheim«.

»Bei so viel Hektik müssen Sie doch auch einmal ausspannen, Herr Doktor«, sagte sie. »Wollen Sie nicht heuer zur AAN fahren?«

Die AAN ist das größte jährliche Treffen der amerikanischen Gesellschaft für Neurologie und steht für *American Academy of Neurology*. Nachdem die meisten großen klinisch-wissenschaftlichen Studien, die bei diesem Kongress präsentiert werden, ohnehin zumeist immer schon alle publiziert und über die öffentlichen Wissenschaftsdatenbanken gut zugänglich sind, ist eine persönliche Anreise auch für sehr fortbildungsbewusste Ärzte nicht zwingend notwendig und auch strapaziös.

»Nein, danke«, sagte ich.

Doch eben weil sie mich kannte, hatte die Pharmareferentin offenbar schon mit dieser Antwort gerechnet. »Ich habe da etwas ganz Besonderes für Sie«, sagte sie. »Wissen Sie, wo der Kongress heuer stattfindet?«

Das wusste ich. Die AAN hielt ihr jährliches Treffen in diesem Jahr in Hawaii ab. »Ich surfe nicht«, sagte ich, »und sollte ich es doch einmal lernen wollen, fliege ich privat hin.« Das sagte ich, um darauf anzuspielen, dass ich sehr wohl wusste, wo heuer der Tagungsort der 63. Jahrestagung der amerikanischen Gesellschaft für Neurologie sein würde: im *Convention Center* in Honolulu, am anderen Ende der Welt, mitten im Pazifischen Ozean.

»Sie brauchen sich aber wirklich nicht zurückzuhalten«, sagte die Pharmareferentin. »Sie betreuen sehr viele Patienten hier und Sie bringen die Zahlen. Mit Ihren Verschreibungszahlen bekomme ich das bei der Firma jederzeit durch. Nein, vielmehr habe ich es bereits für Sie durchgebracht. Normalerweise kriegen solche Einladungen nur die ganz Großen.«

Meine Sympathie für sie schwand. Ich erschauderte innerlich bei dem Gedanken, dass sie nur einen Arzt sah, der für sie und ihre Firma die Zahlen brachte, um mir einen Flug nach Hawaii hin und retour plus Aufenthalt in einem sehr schönen Hotel zu bezahlen. Allein die Teilnahmegebühr für den Kongress sollte rund 500 Euro betragen. »Das kommt für mich wirklich nicht in Frage«, sagte ich.

»Überlegen Sie doch einmal anders. Sie können ja annehmen, sich die AAN ansehen, Ihre Partnerin mitnehmen und dann noch die eine oder andere Woche anhängen. Hiermit ist ein Großteil der Kosten ja schon gedeckt. So billig kommen Sie nie wieder nach Hawaii! Viele machen es so. Das hört sich doch gut an, oder?«

Sie ließ nicht locker. Woher wusste sie, dass ich liiert war? Ich hatte noch nie über Privates mit Pharmareferenten gesprochen, außerdem trug ich keinen Ring. Aber vielleicht hatte sie einfach nur aufs Geratewohl geraten und ins Schwarze getroffen. Sei es, wie es sei, für eine Grundsatzdiskussion hatte ich weder Lust noch Laune und vor allem keine Zeit. Wie gesagt, auch an diesem Tag platzte die Ambulanz förmlich aus allen Nähten. Ein kurzes, höfliches, aber sehr bestimmtes »Nein, danke« trennte uns schließlich.

In diesem Jahr, es war 2011, waren rund 10.000 Ärzte aus aller Welt auf der *AAN*. Wie viele davon ihre Reise, Aufenthalt und Kongressgebühr wirklich aus eigener Tasche selbst bezahlten, ist unklar. Man darf aber aus guten Gründen vermuten, dass es weniger als eine Handvoll waren. Wie viele noch einen kleinen Urlaub angehängt haben, mit Partnerin oder Partner, weiß ich nicht.

Worum es Pharmakonzernen bei solchen Einladungen geht, ist meines Erachtens klar: Sie wollen die Ärzte auf ihre Seite ziehen. Sie wollen sie informieren, das heißt so beeinflussen, dass sie ihre Entscheidungen bei der Verschreibung von Medikamenten zu Gunsten ihrer Produkte treffen. Das klingt wie ein legitimes Anliegen eines von seiner Natur her zu Recht an Umsatz und Gewinn orientierten Unternehmens, ist es aber nicht. Denn Medikamente sind eben kein Produkt wie jedes andere. Bei Medikamenten ist jegliche Manipulation, die eine Abwendung vom Prinzip der bestmöglichen Behandlung der Patienten hin zu einem kommerziell motivierten Prinzip hat, ein Verstoß gegen eherne ethische Grundsätze. Das gilt für Ärzte, die sich überzeugen lassen, und im Prinzip genauso für Pharmareferenten, die Ärzte zu überzeugen versuchen, das von ihnen vorgestellte Medikament besonders häufig zu verschreiben. Auch wenn dies von ihrem Arbeitgeber verlangt wird und für ihre Karriereplanung förderlich ist und natürlich noch innerhalb des rechtlichen Rahmens stattfindet.

Jeder Mensch lotet die gegebenen Grenzen aus. Dies beginnt bereits in unserer frühesten Kindheit und endet eben irgendwann einmal auch bei den großen Konzernen, die selbstverständlich ihre Möglichkeiten in den vorgegebenen gesetzlichen Rahmenbedingungen ausschöpfen.

Damit scheint sehr wohl das sogenannte Unrechtsbewusstsein zu schwinden.

Um fair zu bleiben, möchte ich auch klar und deutlich sagen, dass Pharmareferenten die von ihnen vertriebenen Produkte und von ihnen präsentierten Studien gar nicht selbst beurteilen können. Sie können sich sehr oft gar kein eigenes Bild von dem Produkt, das sie verkaufen sollen, machen. Sie sind auf die Informationen ihres Auftraggebers, das heißt ihres Konzerns, voll und ganz angewiesen. Dies erklärt auch, neben den guten Verdienstmöglichkeiten, die Loyalität, die sie ihren Pharmakonzernen gegenüber an den Tag legen.

Allerdings sehe ich bei den allermeisten Pharmareferenten, die klare Auflagen und Vorgaben ihres Arbeitgebers haben und erfüllen müssen, kein Unrechtsbewusstsein. Sie wissen es nicht besser und sie sehen das Unrecht nicht, weil sie die Fakten nicht beurteilen können. Sie machen einfach ihren Job – im Rahmen ihrer Fähigkeiten und ihres Urteilsvermögens.

Dies gilt aber sicher nicht für alle Pharmareferenten, wie folgendes Gespräch zwischen mir und einer Pharmareferentin zeigt.

Auch sie kam unangemeldet. Trotzdem war es mir möglich, mit ihr kurz zu sprechen, da keine weiteren Patienten warteten. Auch sie bot mir eine kostenlose Reise zu einer Fortbildungsveranstaltung an. In diesem Fall ging es um einen Kongress in Australien, den *World Congress of*

Neurologists in Sydney. »Ich fliege ohnedies nach Australien, allerdings eine Woche später«, sagte ich zu ihr. »Ich besuche meine Großtante, die dort lebt. Zweimal fliegen geht sich zeitlich nicht aus.«

Auch sie wies auf meine Möglichkeiten hin, das Berufliche zu meinem Vorteil mit dem Privaten zu verbinden. »Dann fliegen Sie doch einfach früher zu Ihrer Großtante. Sidney wäre doch etwas!«, sagte sie. »Dann haben Sie schon die Reisekosten herinnen und wenn Sie beim Kongress einmal nicht da sind, sollte dies ja auch kein Problem sein. Sie kennen sich in der Materie ja ohnedies aus.« Abermals pinselte eine Pharmareferentin meinen Bauch.

»Sie wissen doch, wie ich über diese Dinge denke«, sagte ich.

Sie winkte ab. »Ach was, Sie sind da immer so strikt, obwohl doch längst alles in Ordnung ist. Es ist alles legal. Niemand würde mehr gegen Gesetze verstoßen. Das kann sich niemand mehr leisten. Die Verhältnisse, die früher geherrscht haben, gibt es schon längst nicht mehr. Speziell meine Firma hat sehr viel für die *Compliance* gemacht und aufgeräumt. Jetzt geht gar nichts mehr.«

»Aufgeräumt?«, fragte ich.

»Ach, Sie wissen doch, wie das früher war, als noch Kuverts über den Tisch gewandert sind.«

Ich stellte mich dumm. »Was war denn in den Kuverts?«, fragte ich.

Sie sah mich an, als wäre ich nicht ganz bei Trost. »Geld natürlich«, sagte sie, »was denn sonst?« Dann lachte sie. »Würden wir das heute noch so machen, würden wir alle vor dem Richter landen. Jetzt gibt es ja nicht einmal mehr die Geschenke.«

Tatsächlich haben auch bei den Pharmakonzernen wie in der gesamten Wirtschaft sogenannte Compliance-Regeln an Bedeutung gewonnen. Der britisch-schwedische Arzneimittelkonzern *AstraZeneca* etwa sorgte für Aufmerksamkeit, als er seine Lager ausmistete und Tassen, Kugelschreiber, Notizblöcke, all die kleinen Aufmerksamkeiten, die Pharmareferenten bei ihren Besuchen in Arztpraxen so gern hinterlassen, vernichtete.

Die Situation in Sachen Geschenke hat sich tatsächlich verbessert, doch wenn die Pharmareferenten wieder gehen, lassen sie noch immer gerne USB-Sticks, Kugelschreiber, Notizblöcke zurück, das heißt Utensilien für den alltäglichen Gebrauch. Früher gab es auch noch mit den Firmenlogos bedruckte Kühltaschen, Wasserbälle und Luftmatratzen. Wie auch immer, der Arbeitsplatz so manchen Arztes erinnert bisweilen an eine einzige Werbelandschaft verschiedener Pharmakonzerne.

Vor einigen Jahren fand ich nach den Weihnachtsfeiertagen eine hübsche Schatulle in meinem Postfach. Darin befand sich, edel verpackt wie eine teure Uhr, ein Laserpointer mit USB-Stick samt integrierter Fernbedienung für Powerpoint-Präsentationen. Die Schatulle war mit einer Weihnachtskarte eines Pharmareferenten versehen.

Bei seinem unvermeidlichen nächsten Besuch wollte ich ihm den Laserpointer zurückgeben. »Das geht nicht, Ihr Name ist ja eingraviert«, sagte er und lachte siegessicher.

Mir war die Gravur noch gar nicht aufgefallen. Ich schaute auf den Laserpointer und die zarte Gravur und musste feststellen, dass mein – zugegeben etwas komplizierter – Name falsch geschrieben war. Nun war ich felsenfest davon überzeugt, dass dem Pharmareferenten nichts anders übrig blieb, als den Laserpointer mitzunehmen und streckte ihm diesen entgegen. Für mich völlig unerwartet winkte er ab und lächelte süffisant: »Behalten Sie den Laserpointer ruhig. Mit Gravur hat die Firma keine Verwendung mehr dafür. Er gehört Ihnen. Sie geben den Laserpointer ohnehin nicht aus der Hand.« Er schnappte kurz nach Luft. »Außerdem ist es immer gut, einen Laserpointer in Reserve zu haben, vor allem, wenn man so viele Vorträge hält wie Sie.« Er grinste. »Ich bringe Ihnen gerne einen neuen Laserpointer mit korrekter Gravur mit. Entschuldigen Sie die Unannehmlichkeiten.« Ich lehnte dankend ab. Nachdem ich ihn nicht bewegen konnte, den Laserpointer wieder mitzunehmen, landete das Ding in meiner Skurrilitätensammlung.

Doch um diese kleinen und manchmal etwas größeren so genannten »Give-aways« geht es gar nicht. Ein

Pharmakonzern, der sich mit dem Verzicht darauf rühmt, pflegt nur die Fassade. Denn dass die gesamte Strategie der Pharmakonzerne und die einzige Aufgabe ihrer Referenten darauf hinausläuft, Ärzte mit wesentlich wertvolleren Zuwendungen zu überzeugen, ist nur allzu logisch. Anders würde es für sie ja keinerlei Sinn machen, hoch bezahlte Mitarbeiter in großer Zahl mit teuren Dienstwägen auf die Reise zu schicken und in Arztpraxen und Spitälern ein und aus zu gehen oder mit Ärzten auf Reisen rund um die Welt zu gehen.

Wenn heute keine Kuverts mehr über die Tische wandern und stattdessen um tausende Euros Kosten für Kongresse übernommen und Kongressreisen organisiert werden, macht dies für mein Dafürhalten wenig Unterschied. Vielleicht mag es für manche einfach besser aussehen, ändert aber nichts daran, dass es wie eine Provision wirkt.

Per Du mit der anderen Seite

Die Pharmareferenten haben dabei das Geschick, auch Ärzten jegliches Unrechtsbewusstsein zu nehmen. »Viele machen es so«, oder überhaupt »Es machen doch alle so«, sind dabei zentrale Aussagen, wenn ein Arzt Bedenken äußert oder eine Einladung ausschlägt. In ihrer Tonlage schwingen Ebenen, auf denen sich Grundsatzdiskussionen führen ließen, erst gar nicht mehr mit. Man ist eben nicht formal sondern in jedem Fall und immer versucht amikal. Insofern legen es manche Pharmareferenten auch gerne auf ein rasches Du-Wort mit den Ärzten, die sie betreuen, an.

Auf dem letzten Kongress, den ich besuchte, einem großen Kongress in Lyon, bei dem knapp 7000 Kongressbesucher registriert waren, lief mir ein Pharmareferent über den Weg, der mich schon über viele Jahre in der Ambulanz besucht hatte. Der neue Rahmen unserer Begegnung inspirierte ihn offenbar zu einem Vorstoß. »Herr Dr. Aboulenein. Ich bin schon mit allen in Ihrer Ambulanz per Du«, sagte er. »Könnten wir nicht …«, er streckte mir die Hand entgegen. »Ich bin der Bob.«

Ich sah ihn irritiert an. »Nein, das ist nicht möglich«, entgegnete ich. »Ich verstehe auch überhaupt nicht, warum sich Ärzte und Pharmareferenten duzen. Ich finde das unangebracht.«

Leicht verstört zog er die Hand wieder zurück. »Naja, das Du-Wort ist doch üblich, wenn man zusammenarbeitet. Fast alle Ihre Kollegen und ich duzen einander«, sagte er. »Da kann man besser miteinander reden.«

»Da stimme ich Ihnen zu«, sagte ich. »Nur arbeiten wir nicht zusammen. Sie arbeiten für einen Pharmakonzern, ich arbeite für ein Krankenhaus.«

Es mag sein, dass ich ihn mit meiner Zurückweisung beleidigte, aber in der Beziehung zwischen Pharmareferenten und Ärzten ist ein professioneller und bis zu einem gewissen Grad auch förmlicher Rahmen nützlich, um die notwendige und gebotene Distanz zu wahren. Nur allzu leicht verschwimmen die Grenzen im amikalen »Du« und lassen die nicht einmal versteckten Werbebotschaften der Pharmakonzerne ins Unbewusste der Ärzte dringen. Das förmliche »Sie« schafft eine Barriere beziehungsweise zumindest eine gewisse Distanz.

Später fragte ich andere Ärzte am Kongress, warum sie sich auf so eine persönliche Ebene mit jemandem einließen, der ihnen Produkte verkaufen wollte. »Siehst du darin gar kein Problem?«, fragte ich jeweils. »Denkst du nicht, dass da eine gewisse notwendige Barriere zwischen dir und dem Pharmareferenten verloren geht? Er will ja in Wirklichkeit nicht dein bester Freund sein, er will, dass du seine Medikamente verschreibst.«

Doch ich stieß bei den meisten Kollegen auf taube Ohren. »Du siehst das zu eng«, sagte einer zu mir. »Ich bin sehr wohl imstande, auch mit dem Du-Wort die Distanz zu halten.« Er habe einmal einen Referenten zufällig bei einem privaten Theaterbesuch getroffen und dann habe eins das andere ergeben, bis man beim Du gelandet sei. »Was soll daran so schlimm sein?«, fragte er mich. »Ich weiß sehr genau über die Medikamente Bescheid und würde nie etwas verschreiben, nur weil es mir jemand empfiehlt, mit dem ich per Du bin und der eine Hochglanzbroschüre in der Hand hält und irgendwelche auswendig gelernten Studienergebnisse daher sagt, die er ohnehin nicht versteht.«

Ein anderer meinte: »Ich bin mit vielen Pharmareferenten per Du, das ist dann so, als wäre ich es mit keinem.« Ich habe dieses Argument nie verstanden. Ich höre es aber in leicht abgewandelter Form immer wieder, wenn ich diskutiere, ob Einladungen zu Kongressen in Ordnung sind oder nicht.

»Ich lasse mich von allen einladen«, sagen manche meiner Kollegen dann immer. »Das ist dann so, als würde ich mich von niemandem einladen lassen. Weil wenn man sich von allen Firmen einladen lässt, bevorzugt oder benachteiligt man keine Firma. Dann behandelt man alle gleich. Somit kann man gar nicht bestochen werden. Somit ist Korruption gar nicht möglich.« Meistens folgt dann noch ein unsicheres und verhaltenes Lachen und ein Blick, der in der Mimik des Gegenübers erfolglos zumindest ein wenig Verständnis sucht.

Es scheint auf den ersten Blick eine Kleinigkeit, seinem Gegenüber das Du-Wort anzubieten, doch damit ändert sich jede zwischenmenschliche Beziehung wesentlich, auch jene zwischen Pharmareferenten und Ärzten. Eine Barriere fällt, die in einem professionellen beruflichen Verhältnis nie hätte fallen sollen. Nur allzu leicht können die Verhältnisse dann auch ins Private spielen, verbringen Ärzte und Pharmareferenten doch auch viel Zeit gemeinsam bei Fortbildungsveranstaltungen und Kongressen, wo sie auch in den gleichen Hotels wohnen, gemeinsam Ausflüge machen oder nächtens noch bei dem einen oder anderen Schlaftrunk an der Bar plaudern.

Selbst wenn viele Ärzte, viele meiner Kollegen, betonen und darauf bestehen, dass sie unabhängig sind und alle ihre Entscheidungen frei und unbeeinflusst von den Pharmakonzernen fällen können, die ihnen Kongressreisen bezahlen, wage ich zu behaupten, dass sie sich selbst etwas vormachen, sich belügen oder sogar täuschen lassen wollen und dass ihre therapeutische Entscheidungsfreiheit beeinträchtigt ist, ob sie es glauben oder nicht.

Nett aber überflüssig

So, wie Pharmareferenten ihren Informationsauftrag wahrnehmen, ergeben die Treffen zwischen ihnen und Ärzten in Wirklichkeit keinen Sinn. Die Inhalte aller wichtigen klinischen Studien sind wie gesagt einfacher und mit wesentlich geringerem Aufwand an Zeit auch online zugänglich.

Wenn die Pharmakonzerne ganz sicher gehen wollten, dass die Ärzte die Studien auch bekommen, könnten sie die Unterlagen zusätzlich per Post schicken. Doch anscheinend befürchten sie, dass die Kuverts ungeöffnet im Altpapier landen würden, weshalb sie lieber die Pharmareferenten damit losschicken, um den Ärzten bestimmte, ausgewählte klinische Studien näherzubringen. Die Pharmareferenten fungieren als gut bezahlte Boten und als Werbeträger. Denn sie übergeben die Studien in den allermeisten Fällen nicht im Original, sondern in gut aufbereiteten Werbematerialen und Hochglanzbroschüren des jeweiligen Pharmakonzerns, mit Bildern und anschaulichen Grafiken, die Wirkung und Nutzen des beworbenen Medikaments besonders gut verdeutlichen sollen.

Nicht genug damit, dass die Ärzte aus den Treffen eigentlich keinerlei Nutzen ziehen, geht ihnen dadurch auch noch wertvolle Zeit verloren. Ich habe mich oft gefragt, warum seitens der Krankenhausverwaltung oder übergeordneter Behörden erlaubt wird, dass Pharmareferenten in den Spitälern auftauchen und den Ärzten kostbare Zeit stehlen. Irgendjemand muss das doch irgendwann einmal bewilligt haben, dachte ich, schließlich kommen Tag für Tag Pharmareferenten von verschiedenen Firmen, weshalb hochgerechnet auf die vielen Ärzte, die von ihnen besucht werden, ein nennenswerter Prozentsatz der ärztlichen Dienstzeit sinnlos vergeudet wird. Doch weder meine Vorgesetzten noch die Pharmareferenten selbst konnten oder wollten meine Frage beantworten.

Faktum ist, dass die Pharmareferenten da sind und aus dem ärztlichen Alltag nicht mehr wegzudenken sind.

Als Leiter der Entzündungsambulanz eines Krankenhauses bin ich für die Referenten klarerweise ein wichtiger Ansprechpartner, obwohl ich dieser gar nicht sein möchte. Ich bin natürlich in dieser Funktion ein gewisser Multiplikator, den es zu überzeugen, das heißt, zu beeinflussen gilt. Meine strikte Haltung der Industrie gegenüber ist aber schon seit Jahren bekannt. Mittlerweile hat sich auch herumgesprochen, dass meine zeitlichen Ressourcen und meine Geduld für derartige »Informationsgespräche« sehr begrenzt sind. Ich bitte ausnahmslos jeden Pharmareferenten, einen Gesprächstermin im Vorhinein anzumelden. Das unangemeldete Hereinschneien à la »Hallo, ich bin jetzt da. Haben Sie nur kurz Zeit für mich, nur zwei Minuten Ihrer wertvollen Zeit?« habe ich ohnehin stets als unangebracht, unangemessen und unhöflich empfunden, mir und den wartenden Patienten gegenüber.

Inzwischen sind sie mir gegenüber mit ihren Vorschlägen eher zurückhaltend geworden. »Wenn Sie eine Idee für eine Fortbildungsveranstaltung haben, als Vortragender oder als Zuhörer, können Sie sich gerne bei mir melden«, sagen sie zum Beispiel. »Melden Sie sich bitte auch, falls Sie so eine Veranstaltung einmal selbst organisieren möchten. Sie brauchen ja nicht selbst Geld zu nehmen, können sich aber helfen lassen. Wir unterstützen Sie gerne.«

Ich vermutete immer, dass die Pharmareferenten Ärzte kategorisieren, und dass diese Kategorien von »extrem widerwillig und unnahbar« bis »sehr einfach, sucht einen guten Freund, verschreibt brav unser Medikament und hat viele Patienten« reichen.

Eines Tages nahm ich eine Gelegenheit wahr, einen Pharmareferenten nach diesen Kategorien zu fragen. »Natürlich machen wir das«, antwortete er überrascht. »Jedes Unternehmen kategorisiert doch seine Kunden. Man verschafft sich ein Bild, um besser auf die Gespräche vorbereitet zu sein. Dies ist doch altbekannt und auch logisch. Sie gelten als schwer zu knackende Nuss.«

Die Pharmareferenten, die mich kennen, haben mir gegenüber ein ambivalentes Verhältnis entwickelt. Ich empfange sie, höre mir ihre neuesten Informationen an und versuche, ihnen auch stets im Rahmen ihres »Beratungsgesprächs« zu zeigen, worin die nicht objektive und manipulative Darstellung der vielen kleinen bunten Bilder und Tabellen in den Hochglanzbroschüren ihres Auftraggebers besteht.

Ich empfange die Pharmareferenten, weil sie auch nur Menschen sind und ihrem Beruf nachgehen müssen, um Geld für ihren Lebensunterhalt zu verdienen. Sie sind Vertreter, die ihr Produkt an den Mann oder an die Frau bringen müssen, auch wenn sie sich selbst als Berater sehen, weil sie ihre Produkte ja nicht direkt an die Patienten verkaufen und auch entsprechende Lehrgänge erfolgreich abschließen mussten. Vertreter kann dagegen prinzipiell jeder werden, Pharmareferent nicht. Zudem wird so manchen Pharmareferenten ja auch in den zahlreichen Schulungen eingeredet, dass sie wertvolle Berater und keine Vertreter sind. Dem gegenüber steht, dass viele Pharmareferenten neben dem Festgehalt auch verschiedene Provisionen bekommen, woraus sich logischerweise ergibt, dass die Verschreibungszahlen des von ihnen beworbenen Medikaments in ihrem Sprengel bekannt sein müssen.

Pharmareferenten nutzen bei ihren »Beratungsgesprächen« aber nur die Möglichkeiten, die ihnen ihre Arbeitgeber und die Entscheidungsträger im Gesundheitswesen einräumen. Dass diese Möglichkeiten zur Manipulation taugen, ist nicht ihre Schuld.

Die Pharmareferenten sind durchwegs gut geschult, obwohl sie wohl fachlich nie mit den Ärzten mithalten können, die sie »beraten«. Im Normalfall sind sie für ihre »Beratungsgespräche« sehr gut vorbereitet.

Natürlich gibt es auch die anderen Pharmareferenten. Diejenigen, die sich bei ihrem Versuch, die Ärzte auf ihre Seite zu ziehen, richtig dumm anstellen. An ihnen sieht man, dass die »Beratungsgespräche« mit ihrer Überzeugungsarbeit sehr viel mehr Geschick benötigen, als wenn ein Kuvert über den Tisch wandern würde.

Mit Bob zum Beispiel, dem ich so schroff das Du-Wort verweigerte, hatte ich eines anderen Tages ein kurioses Gespräch. Wieder einmal kam er zu mir in die Ambulanz. Wir nahmen in meinem Zimmer Platz.

»Ich weiß, dass Sie unser Medikament hier bisher noch nie verschrieben haben«, sagte er.

Ich reagierte etwas verärgert, da ich ihm gegenüber bereits bei mehreren anderen Gelegenheiten meine Bedenken bezüglich dieses Medikaments ausgesprochen hatte. Geduldig nannte ich Bob ein weiteres Mal meine Argumente, die dagegen sprachen, es ruhigen und guten Gewissens verschreiben zu können.

Zu meiner Überraschung stimmte er mir diesmal nicht nur zu, sondern er redete mir förmlich nach dem Mund. Er erwähnte sogar noch andere Sicherheitsbedenken, die meine eigenen nur weiter unterstützten. Eine Monatspackung des von ihm beworbenen Medikaments, das ich seiner Meinung nach endlich verschreiben sollte, kostet ca. 2000 Euro. 2000 Euro pro Patient und Monat.

»Diese Punkte sind mir neu«, sagte ich. »Gibt es dazu schon behördliche Nebenwirkungsmeldungen?«

»Keine Ahnung«, sagte er. »Ich weiß diese Dinge selbst nur vom Hörensagen. Überlegen Sie es sich aber bitte trotzdem noch einmal. Immerhin ist das Medikament sehr wirkungsvoll und trotzdem relativ sicher. Es würde mich freuen, wenn Sie unser Medikament endlich ein paar Patienten verschreiben und selbst Erfahrungen sammeln könnten. Ich würde mich freuen, wenn wir dann bei einem meiner nächsten Besuche hier über Ihre Erfahrungen mit unserem Medikament diskutieren könnten.«

Ich sah ihn verwundert an. Anscheinend hatte er im Kommunikationskurs irgendwas an der Stelle falsch verstanden, wo es um das Gewinnen von Vertrauen ging. Meine Geduld war zu Ende und ich wollte mich von ihm verabschieden. Er wirkte ungeduldig und leicht angespannt.

»Probieren Sie das Medikament doch endlich einfach aus und erzählen Sie mir dann von Ihren Erfahrungen«, sagte er, als er mir die Hand reichte. »Wenn Sie sich die Zeit nehmen wollen, können wir das dann auch gerne ausführlich diskutieren. Es muss ja nicht hier sein. Vielleicht fahren Sie ja doch mal mit uns auf einen Kongress, dann können wir uns mal so richtig austauschen. Wie wäre es mit Barcelona im Oktober?«

Einige Sekunden lang war ich sprachlos. Der Pharmareferent war einfach nur ungeschickt. So ungeschickt, dass alle Seminare und Kommunikationstrainings sinnlos waren, dachte ich. Ich wiederholte mich: »Es würde mir nicht im Traum einfallen, irgendeinem meiner Patienten ein Medikament zu verschreiben, das ich selbst unter keinen Umständen einnehmen würde«, sagte ich zu ihm. »Das ist bei diesem Medikament eindeutig der Fall. Die Nebenwirkungen des Medikaments rechtfertigen seinen Einsatz nicht in jedem Fall, auch wenn das Präparat zugelassen ist. Dass ein Medikament zugelassen ist, heißt noch lange nicht, dass ich es verschreiben muss. Und wenn Sie glauben, dass ich Medikamente der Konkurrenz nur deswegen bevorzuge, weil ich mich von anderen Firmen als Vortragender oder zu Kongressen einladen lasse, liegen Sie völlig falsch. Ich lehne materielle

Zuwendungen jeder Art von Ihrer Firma und Ihrer Konkurrenz ab.«

Ich fügte noch hinzu, auch um solche Diskussionen endgültig zu beenden: »Ich weiß ehrlich gesagt nicht, wie ich es Ihnen noch deutlicher machen kann, als ich es schon so oft getan habe. Ich möchte nichts von Ihrer Firma, sondern Sie wollen etwas von mir. Sie wollen etwas, das Sie von mir aber nicht bekommen werden.«

Er versuchte sein hilfloses, erstauntes Grinsen zu verbergen.

»Übrigens habe ich mich selbst, wie viele andere auch, immer gewundert, wie rasch das Medikament Ihres Konzerns überhaupt zugelassen wurde. So mancher meint, dass es förmlich durch das Zulassungsverfahren ›durchgerutscht‹ sei und dass es sich Ihr Konzern viel kosten hat lassen, das Zulassungsverfahren zu beschleunigen. Zumindest flüstern einem das Ihre Kollegen von der Konkurrenz hinter vorgehaltener Hand zu.« Bob lächelte verlegen und sagte: »Ja, das war teuer!«, woraufhin ich ihn bat zu gehen.

Eines kann ich den Pharmareferenten allerdings nicht absprechen: Sie haben eine Engelsgeduld. Oft kommt es vor, dass sie stundenlang auf einen Termin bei einem Arzt warten. Während sie unter den Patienten im Wartebereich sitzen, lenken sie sich nicht, wie vielleicht zu erwarten wäre, mit Lektüre oder einem Laptop ab. Sie halten die ganze Zeit nach Ärzten Ausschau. Sobald ein Arzt vorbeieilt, heben sie die Hand und winken. »Haben Sie nachher kurz Zeit? Nur zwei Minuten.« Sie sagen immer, dass es nur zwei Minuten dauere, aber zwei Minuten waren es noch nie. Es waren immer mindestens fünf oder zehn Minuten.

Es muss auch nicht immer ein Arzt sein. Auch das Pflegepersonal ist für die Pharmareferenten interessant. Pflegepersonal kann bei der Patientenbetreuung auch einen wesentlichen Einfluss auf die Medikamentenwahl ausüben, insbesondere wenn Patienten sich die Medikamente selbst regelmäßig injizieren müssen und deswegen zuvor von ausgebildetem Pflegepersonal eingeschult werden müssen.

Wenn mir ein Pharmareferent aus den Wartereihen der Patienten zuruft, ob ich zwei Minuten habe, frage ich ihn nur aus Höflichkeit, ob es um etwas Dringliches gehe, etwa um einen sogenannten Rote-Hand-Brief. Rote-Hand-Briefe sind Eilmeldungen über neu entdeckte, besonders drastische Nebenwirkungen eines Medikaments. Pharmakonzerne unterliegen einer gesetzlichen Pflicht, solche Erkenntnisse umgehend an Gesundheitsbehörden und Ärzte weiterzuleiten.

Doch so ein Brief ist so gut wie nie der Grund des Besuchs eines Pharmareferenten, zumal diese Meldungen auch per E-Mail und per Brief versandt und in den täglichen Morgenbesprechungen der Krankenhausabteilungen, die das Medikament einsetzen könnten, mitgeteilt und besprochen werden. »Sie sehen doch, was hier los ist. Außerdem sind es nie nur zwei Minuten«, sage ich dann etwa.

Wie gesagt, inzwischen kann ich die Pharmareferenten einigermaßen dazu bewegen, sich per E-Mail einen Termin auszumachen. Das gibt mir die Möglichkeit, die Termine ohne großen Aufwand zu verschieben und möglichst lange hinauszuzögern. Pharmareferenten stehen offenbar konzernintern mächtig unter Druck, möglichst viel Kontakt zu den ihnen zugeteilten Ärzten zu halten. Angeblich müssen sie eine bestimmte Anzahl an Besuchen innerhalb eines festgelegten Zeitraums und auch entsprechende Verschreibungszahlen nachweisen können. Dies führt bisweilen zu grotesken und absurden Situationen.

Einmal saßen sechs Pharmareferenten von drei verschiedenen Firmen gleichzeitig im Wartebereich unserer Ambulanz. Meine Kollegen und ich konnten es kaum glauben. Wir hatten den Eindruck, dass sie in einer konzertierten Aktion über uns herfallen wollten. Das Verhältnis war sechs zu drei: sechs Pharmareferenten, drei Ärzte. Sie drückten sich im wahrsten Sinne des Wortes gegenseitig die Klinke in die Hand. Und alle sechs Pharmareferenten waren für Medikamente, die für die Behandlung von Multiple Sklerose-Patienten verschrieben werden, zuständig. Wenige Minuten später folgten Pharmareferenten, die »Beratungsgespräche« für Medikamente für Epileptiker, Demenz-Erkrankte und Parkinson-Patienten einforderten.

Es täte mir zwar ehrlich um die Arbeitsplätze der vielen Pharmareferenten leid, dennoch müssten die Krankenhäuser ihnen den dienstlichen Zutritt eigentlich gesetzlich verbieten. Denn noch einmal: Jegliche Information, die sie zu geben haben, können sich Ärzte viel einfacher auf anderen Wegen beschaffen. Alle wirklich dringenden Informationen erhalten Ärzte ohnehin per Post oder E-Mail. Was sollte ein Pharmareferent einem Arzt da noch an Neuigkeiten erzählen? Was bleibt, sind Verkaufsgespräche, Anbiederungsversuche und Manipulationstaktiken, womit sie in Krankenhäusern aber auch Arztpraxen nichts verloren haben.

Das Ganze ist so, als würde ich als Arzt während meiner Dienstzeit im Krankenhaus einen Staubsaugervertreter empfangen und hinterher zu meinem Vorgesetzten sagen: »Die Staubsauger dieser Firma sind wirklich gut. Schaffen wir uns die an, dann ist es hier endlich einmal wirklich sauber.« Ich hätte mit einer Rüge zu rechnen, zumindest würde mich mein Chef zu Recht fragen, was ich in meiner Dienstzeit eigentlich mache. Und wenn mein Chef dann auch noch draufkommen würde, dass ich als Provision für die in meiner Dienstzeit verkauften Staubsauger auch noch eine mehrtägige Städtereise und den Eintritt für eine teure Veranstaltung dort erhalten habe, würde er mich entlassen und anzeigen.

Doch so leicht sind die Pharmareferenten trotzdem nicht mehr aus dem Krankenhausalltag wegzudenken.

Denn die Pharmaindustrie hat, auch wenn es die wenigsten Ärzte wahrhaben wollen, längst ein weitgespanntes und tiefverwurzeltes subtiles Abhängigkeitsverhältnis zwischen ihnen und ihr etabliert. Einladungen zu Fortbildungsveranstaltungen und Kongressen, die Vermittlung gut honorierter Vorträge und so weiter. Die persönlichen Zuwendungen, wenn auch raffinierter verpackt als früher, sind ein fester Bestandteil fast jeder Ärztekarriere geworden. Die meisten Ärzte können oder wollen nicht mehr darauf verzichten.

Ein bekannter Arzt formulierte es mir gegenüber einmal so: »Ich habe mich an die zusätzlichen Einnahmen gewöhnt. Sie tun ja auch niemandem weh. Die Pharmakonzerne haben ja Geld wie Heu.«

Womit er sich selbst belog. Er sollte sich mal fragen, woher die Pharmakonzerne Geld wie Heu haben. Außerdem ist es eine Gewissensfrage, die jeder für sich selbst beantworten muss, ob man eine sogenannte *cash cow* sein, sich gut und ausgiebig von einem Pharmakonzern melken lassen und dafür ein bisschen Futter bekommen möchte.

Ich bin auch nicht der einzige Arzt, der die Rolle der Pharmareferenten mit ihren überflüssigen »Beratungsgesprächen« und ihren Einladungen kritisch sieht. Vereinzelte Bemühungen von Ärzten, das Bewusstsein für die Problematik zu schärfen, reichen aber nicht aus. Es fehlt an einer klaren Ablehnung solcher Praktiken und an den entsprechenden Gesetzen.

Eine Gruppe deutscher und österreichischer Ärzte versucht mit gutem Beispiel voranzugehen. Sie gründeten den Verein MEZIS, was für »Mein Essen zahle ich selbst« steht. Der Verein führt neben der Äskulapschlange eine Gabel im Logo. Echte Durchschlagskraft hat MEZIS aber bis heute noch nicht erreicht. Es fehlt MEZIS an den angesehenen Meinungsbildnern, die ja alle auf der *paylist* der diversen Pharmakonzerne stehen und sicher nicht ihr Essen selbst zahlen, sondern sich, sehr überspitzt formuliert, auf Kosten der Industrie einen großen Bauch anfressen können. Außerdem ist es noch nicht en vogue, sich sein Essen tatsächlich selbst zu bezahlen. Im Gegenteil, viele sehen es sogar als Auszeichnung, von Pharmafirmen eingeladen zu werden und beispielsweise im luxuriösen Ambiente über den Dächern Wiens mit direktem Blick auf den Stephansdom vornehm speisen zu dürfen, während ein eingeladener Meinungsbildner kurz ein Referat hält. Dies scheinbar nur noch, um irgendwie den Fortbildungscharakter des gemeinsamen Abendessens wahren zu können.

Auch *Transparency International* weist regelmäßig auf die Interessenkonflikte und das Korruptionspotenzial im Gesundheitswesen hin. Doch leider sind die Möglichkeiten dieses Vereins sehr beschränkt. Nur mühsam und langsam kann Bewusstsein für die Problematik geschaffen werden. Das System der Abhängigkeiten zwischen Pharmakonzernen und Ärzten ist in vielen Jahren langsam gewachsen und wird selbst durch neue Gesetze nur noch schwer aufzubrechen sein. Die bestehenden Gesetze haben sich im Laufe der Zeit mit diesem System entwickelt beziehungsweise haben sie letzten Endes dieses System mitgeformt und überhaupt erst ermöglicht.

Die Schmeichel-Falle

Vorerst wäre es einmal nötig, zu erkennen, was Ärzte in diesem System so anfällig für Manipulation und Korruption durch die Pharmareferenten macht. Ein simpler Grund für diese Anfälligkeit liegt darin, dass die meisten Ärzte in der Regel viel weniger als allgemein angenommen verdienen. Sie müssen einen langen und entbehrungsreichen Ausbildungsweg absolvieren, an dessen Ende ein harter Beruf in einem gefahrengeneigten und risikoreichen Bereich mit hoher Verantwortung steht.

Dadurch wächst in vielen Ärzten das Gefühl, eigentlich unterbezahlt zu sein und ein Anrecht auf mehr zu haben. Ein Gefühl, das viele Menschen in vielerlei Berufsgruppen haben und von dem auch Ärzte nicht verschont bleiben. Die Anerkennung spiegelt sich natürlich in Geld wieder. Je mehr Anerkennung, desto mehr Geld dürfte man erwarten. Außerdem sind Ärzte wie viele andere Menschen auch eitel. Manche sind sogar sehr eitel, vor allem, wenn sie auch wissenschaftlich tätig sind und auf dem Parcours der großen Kongresse und Expertensitzungen, den sogenannten *advisory boards*, tanzen und als große Meinungsbildner, als sogenannte *key opinion leaders* fungieren. Ich wage sogar zu behaupten, dass Ärzte sehr empfänglich für Schmeicheleien sind. Vielleicht sind sie sogar empfänglicher als andere Menschen, weil sie die Schmeicheleien als solche nicht erkennen, sondern als Ausdruck des ihnen gebührenden Respekts betrachten. Warum sollten sich denn auch Ärzte nicht gerne umwerben lassen? Leider merken viele von ihnen nicht oder verdrängen, dass diese Schmeichelei und Bauchpinselei immer nur einem dient: ihrer Manipulation.

Die Pharmareferenten spielen mit dem Bedürfnis der Ärzte nach Anerkennung. Das Gefühl, zu wenig Anerkennung zu bekommen, kombiniert mit ihrer Überzeugung, als gebildete und intelligente Menschen jederzeit frei entscheiden zu können, macht sie meiner Meinung nach sogar sehr anfällig für Manipulation.

Als gebildete und intelligente Menschen sind sie dann auch noch besonders gut in der Lage, sich die Dinge schön zu reden. »Wenn ich von allen etwas nehme, ist es so, als würde ich von keinem etwas nehmen. Wie können Sie denn sagen, dass das Bestechung sein soll? Ich folge nur einer Einladung zu einem unabhängigen wissenschaftlichen Meeting.« Und weiter: »Letzten Endes entscheide immer ich, welches Medikament ich verschreibe. Das hat nichts damit zu tun, ob mir die Firma einen Kongress zahlt oder nicht. Zuletzt bin ich sogar mit der Konkurrenz gefahren.« Ich wette einmal einen x-beliebigen Betrag, dass die Firma und die Konkurrenz aber nur die Reisen und Eintrittskarten bezahlt haben, weil der Kollege ihre Medikamente verschrieben hat. Wenn er meint, dass er »sogar mit der Konkurrenz gefahren« ist, deutet dies nur daraufhin, dass er von dieser Firma, der sogenannten Konkurrenz, etwas weniger verschrieben hat.

Und warum sollten Ärzte die Einladungen der Pharmafirmen auch nicht annehmen, fragen manche. »Wenn ich die Einladung nicht annähme, würde irgendjemand anderer auf Kosten des einladenden Pharmakonzerns hinfahren, warum also nicht ich?«

Solche eigenartigen Rechtfertigungen habe ich in den letzten Jahren schon so oft hören müssen. Ich glaube, dass sie keines weiteren Kommentars mehr bedürfen. Sie sind nur mehr lächerlich und meines Erachtens eines Akademikers unwürdig.

Die Wahrheit ist, dass viele Ärzte mit einer gewissen Überheblichkeit dem Trugschluss unterliegen, sie seien unerreichbar und unantastbar für Manipulationsversuche. Wer sollte schon einem Arzt, der so viele Jahre studiert, vielleicht auch an der Universität lehrt und eine Forschungsgruppe oder Abteilung leitet, jedenfalls schon unzählige Patienten behandelt hat, wer sollte diesem Arzt sagen können, welches Medikament er denn nun wirklich verschreiben soll? Das macht er schon noch selbst, denkt er. Seine eigene Meinung, denkt er, steht über allem, was ihm ein Pharmareferent einflüstern könnte.

Ein kleiner Dreh bei der Abwicklung solcher Einladungen sorgt dann endgültig dafür, dass Ärzte sich trotz deren Annahme ganz integer fühlen können. Denn grundsätzlich unterliegen Ärzte einem Provisionsverbot.

In der Praxis bedeutet das, dass sie für die Verschreibung oder Weiterempfehlung bestimmter therapeutischer Maßnahmen persönlich keine materiellen oder finanziellen Vergütungen jeglicher Art erhalten dürfen. Sie dürfen auch keinen prozentuellen Anteil am Gewinn verschriebener Medikamente bekommen. Solche Provisionen machen vielleicht im Einzelhandel beim Verkauf von Elektrogeräten, Gewand, Duschkabinen und so weiter Sinn, bei Ärzten sind sie natürlich verboten. Bezahlung von Kongressreisen und vergleichbare Vorteilsnahmen stehen allerdings – zumal bei Aussagen von Pharmareferenten wie »Ihre Verschreibungszahlen rechtfertigen das allemal« – eigentlich im Widerspruch zu dieser Regelung.

Zudem sind Ärzte, die in einem Krankenhaus tätig sind, rechtlich gesehen Träger eines öffentlichen Amtes. Somit gilt für sie ein sogenanntes Anfütterungsverbot. Sie dürfen keinerlei Geschenke und Zuwendungen annehmen. Was auch für die Annahme von teils recht kostspieligen Einladungen zu Kongressen gelten würde.

Deshalb gibt es eine besonders raffinierte rechtliche Konstruktion, die für mein Dafürhalten nichts anderes als eine Zwischenfinanzierung ist. Dabei bekommen die Ärzte dann definitiv kein Geld oder andere materielle Zuwendungen wie Tickets oder Hotelbuchungen direkt von den einladenden Pharmafirmen. Nein, vielmehr stellen die Konzerne dem Dienstgeber des Arztes, also üblicherweise dem Krankenhaus, Mittel zur Verfügung, mit denen das Krankenhaus einen Arzt seiner Wahl zu diesem besagten Kongress schicken kann.

Wie das dann praktisch abläuft, ist längst Routine, die niemand mehr hinterfragt. Wenn ein Pharmareferent einen Arzt informell zu einem Kongress eingeladen und der Arzt zugesagt hat, dann sagt der Pharmareferent: »Ich habe Ihre Einladung im Sekretariat hinterlegt. Ich gebe auch noch Bescheid, dass Sie vorgeschlagen werden und mit uns mitfahren können. Schön, dass Sie mit uns mitfahren werden!«

Nochmals: Offiziell weiß der Pharmareferent natürlich nicht, was das Krankenhaus mit seiner Einladung tun wird. Die gesetzlichen Auflagen sind hiermit erfüllt. Der einladende Pharmakonzern stellt großzügig die Mittel zur Verfügung, damit ein Arzt oder mehrere Ärzte vom Krankenhaus zu einem Kongress geschickt werden können und sich dort fortbilden können. Dadurch erhält der Arzt formal gesehen keine direkte Zuwendung von dem Pharmakonzern, faktisch aber sehr wohl, da die Kongressreisen letzten Endes von einer Pharmafirma übernommen und die Kongressreise auch noch organisiert und begleitet wird, jedenfalls nicht vom Arzt selbst bezahlt wird. Auch wenn Pharmafirmen nicht mehr direkt an Ärzte Einladungen aussprechen dürfen, sind sie merkwürdigerweise nicht bereit, die Summen in einen allgemeinen Fortbildungsfonds einzuzahlen, aus dem die Fortbildung aller Ärzte finanziert werden könnte. Irgendwie wollen die Firmen das nicht, obwohl sie immer behaupten, dass ihnen die Fortbildung aller Ärzte ein großes Anliegen ist. Anstatt in einen Fonds für alle Ärzte einzuzahlen, gibt es ein kleines begrenztes Einladungskontingent. Nur wenige auserwählte Ärzte dürfen mitfahren, wie aus folgenden Dialogen deutlich wird: »Wollen Sie mit uns zum Kongress A fahren?«, fragt der Pharmareferent der Firma X.

»Nein, danke«, antwortet der Arzt. »Ich fahre da schon mit Firma Y hin.«

»Ach, schade«, sagt der Pharmareferent. »Wie wäre es mit Kongress B? Haben Sie dafür auch schon eine Einladung?«

»Nein«, sagt der Arzt. »Für den habe ich noch keine.«

»Fein«, sagt der Pharmareferent. »Darf ich das Kuvert für Sie im Sekretariat hinterlegen und Ihren Namen nennen?«

»Gerne«, sagt der Arzt.

Die Zwischenfinanzierungen durch die Pharmaindustrie erfüllen derzeit nicht den Tatbestand der Korruption.

Es scheint niemanden zu kümmern, dass hier lediglich eine Formalität die Bestechung oder zumindest Anfütterung in beträchtlichem Ausmaß verschleiert. Ärzte treffen sich mit Pharmareferenten am Flughafen, checken gemeinsam ein und reisen in ferne Länder, um dem von einem Pharmakonzern bezahlten akademischen Fortbildungstourismus zu frönen.

Da die Kongresse immer pompöser werden, sind die Reiseziele stets die großen und schönen Städte dieser Welt. Hawaii und Sidney sind keineswegs ungewöhnliche Beispiele für die traumhaften Destinationen. Andere beliebte Reiseziele, die Ärzte unter dem Mäntelchen von Kongressbesuchen gratis ansteuern können und die auch mir angeboten wurden, sind zum Beispiel Bangkok und Boston.

Systembedingte Skrupellosigkeit

Pharmareferenten stellen unter dem Verkaufsdruck, unter den sie ihre Arbeitgeber anscheinend setzen, früher oder später fast zwangsläufig ihre Zahlen über die Patienteninteressen, und wenn sie anfangs noch moralische Grundsätze hatten, weichen diese mit der Zeit, und was am Ende bleibt, ist Skrupellosigkeit. Ich erlebte das einmal bei einem eigentlich traurigen Fall, bei dem ein Pharmareferent selbst mit einer schwerwiegenden Diagnose konfrontiert war. Seine Schwester litt an Multipler Sklerose und war meine Patientin.

Der Arbeitgeber des Pharmareferenten war ausgerechnet einer der führenden Hersteller von Medikamenten in diesem Bereich. Bei einem unserer Gespräche schlug ich seiner Schwester ein Medikament dieses Herstellers vor. Der Pharmareferent war in diesem Gespräch, für das die ärztliche Verschwiegenheitspflicht galt, dagegen. »Das möchte ich nicht«, sagte er. »Da habe ich Bedenken. Können wir nicht ein anderes nehmen?«

Ich runzelte die Stirn. »Was ist das Problem?«, fragte ich. »Die Studienlage zu diesem Medikament ist ja recht gut, es scheint gut zu wirken. Warum soll ich Ihrer Schwester dieses Medikament nicht verschreiben?« Auch seine Schwester fragte nach. »Studien lassen sich immer so oder so deuten und so oder so bewerben«, sagte er. »Das weiß doch jeder. Ich kenne in diesem Fall die Hintergründe und deshalb sage ich Ihnen: Ich will nicht, dass Sie meiner Schwester dieses Medikament verschreiben. Bitte verschreiben Sie ihr etwas anderes.«

Das machte mich stutzig. Der Pharmareferent wusste offensichtlich mehr, als der Öffentlichkeit zugänglich war. Er machte auf mich auch nicht den Eindruck eines Verschwörungstheoretikers, sondern er schien ein sehr strukturierter Mann zu sein, der seine Prioritäten stets im Auge hatte.

»Ihre Informationen wären bestimmt interessant, wenn sie der wissenschaftlichen Welt zugänglich wären, meinen Sie nicht?«, sagte ich.

»Das ist richtig«, antwortete er. »Doch in diesem Dilemma stecke nicht nur ich, sondern auch die Wissenschaft und die Forschung. Die Wissenschaftler und die Forscher sind vertraglich an die Pharmakonzerne gebunden. Natürlich präsentieren sie Vor- und Nachteile, aber es kommt eben immer darauf an, wie man welche Erkenntnisse gewichtet und aufbereitet. Ich möchte, dass meine Schwester das Medikament der Konkurrenz verschrieben bekommt. Die beiden Medikamente sind nur auf dem Papier gleichwertig. Auch die Nebenwirkungen werden noch in einigen Jahren aufhorchen lassen.«

Das heißt, Pharmareferenten schwatzen Ärzten notfalls auch Medikamente auf, die sie selbst nie einnehmen würden und mit denen sie ihre eigenen Angehörigen nicht behandelt wissen wollen.

Wie sie das vor sich selbst verantworten, erlebe ich immer, wenn sie mir, wie damals Bob, Medikamente aufzudrängen versuchen, gegen die zum Beispiel schwere Nebenwirkungen sprechen und die in Vergleichen schlechter abgeschnitten haben als Konkurrenzprodukte.

»Das Medikament ist durch klinische Studien geprüft und schließlich nicht umsonst zugelassen, ich kann es Ihnen also nur wärmstens empfehlen«, sagen sie. Dann kommt der Nebensatz, der für jene, die überhaupt noch eine brauchen, wohl so etwas wie eine moralische Hintertür darstellt: »Die letzte Entscheidung liegt natürlich bei Ihnen als behandelnder Arzt.«

Womit sie vollkommen Recht haben, doch hier drängt sich neuerlich die Frage auf: Was ist eigentlich die Rolle der Pharmareferenten? Wenn sie cleveres Verkaufspersonal sind, das die Ärzte unter hübschen Deckmäntelchen manipuliert, vielleicht sogar besticht, den Ärzten aber jedenfalls die Zeit raubt, skrupellos die Interessen der Patienten ignoriert und am Ende jede Verantwortung von sich weist – warum haben sie in Krankenhäusern dann nicht schon längst Hausverbot? Und wenn sie schon weiterhin kommen dürfen, warum sensibilisiert sie niemand für die Tragweite ihres Handelns? In den Kursen, in denen sie sich für ihren Job qualifizieren können, scheinen ethische Grundlagen kein tragendes Thema zu sein. Vielleicht werden aber aufkeimende Gewissensbisse durch die strengen Vorgaben ihrer Auftraggeber und den gehörigen Verkaufsdruck einfach nur atomisiert.

Das Hauptproblem ist auch hier das System, das sich im Umgang zwischen Pharmakonzernen und Ärzten etabliert hat. Im Rahmen dieses Systems können Pharmareferenten Ärzte gar nicht objektiv informieren. Würde jener Pharmareferent, dessen Schwester an Multipler Sklerose erkrankte, Ärzte vor möglichen Problemen mit dem beworbenen Medikament warnen, von denen er möglicherweise nur gerüchteweise gehört hatte, würde er nicht nur seine Umsatzziele verpassen, er würde sich auch Probleme einhandeln, weil er Firmengeheimnisse ausplaudern würde. Aber das macht ja nichts: Anderen Patienten kann das Medikament ja ruhig verschrieben werden, nur seine eigene Schwester sollte es nicht bekommen.

Wie heikel der Bereich ist, um den es hier geht, zeigt ein Beispiel mit verschiedenen, bei Multipler Sklerose häufig eingesetzten Immuntherapeutika. Bei diesen Medikamenten sind erhebliche Nebenwirkungen bekannt. Es kann unter gewissen Bedingungen zur sogenannten progressiven multifokalen Leukenzephalopathie (kurz PML) führen, einer lebensbedrohlichen Gehirnentzündung. Die PML kann in der Regel, wenn ein Patient sie überlebt, schwere körperliche und geistige Behinderung nach sich ziehen.

Das Medikament kommt trotzdem zum Einsatz. Diese Medikamente können die Entzündungsaktivität bei Patienten mit Multipler Sklerose deutlich reduzieren oder sogar ganz ausschalten und zur Beschwerdefreiheit führen. Kurz gesagt: In bestimmten Fällen sind diese Therapeutika extrem wirksam und indiziert. Das heißt, die Wirksamkeit rechtfertigt ihren Einsatz, wenn die Patienten dies nach umfassender Aufklärung wünschen.

Gegen den Nutzen steht das erhebliche Risiko, an einer PML zu erkranken. Warum manche Patienten während einer medikamentösen Behandlung an einer PML erkranken und andere nicht, ist unbekannt. Das Risiko, an einer PML zu erkranken, hängt von der Art der Vorbehandlungen, der Therapiedauer mit dem jeweiligen Immuntherapeutikum und vermutlich von anderen Faktoren, die noch unklar sind, ab. Je nach behandelter Gruppe reicht das Risiko von 1:100 bis 1:10.000 pro Behandlungsjahr. Die Patienten müssen anonym in Registern geführt werden und engmaschig kontrolliert werden.

Ärzte können damit unverzüglich auf frühe Anzeichen einer PML reagieren, womit die Chancen auf eine erfolgreiche Behandlung steigen, die vor allem in einem Absetzen des Immuntherapeutikums besteht.

Es ist klar, dass die wissenschaftliche Diskussion um dieses Thema zum Teil sehr heftig geführt wird. Das ist auch gut so und soll so sein. Dass aber gerade jene Kollegen, die zum Teil horrende Summen von diversen Pharmakonzernen bekommen, als Meinungsbildner fungieren und öffentlich propagieren, dass »wir als Ärzte und unsere Patienten mit der PML leben werden müssen und dass wir unsere Patienten selbstverständlich auch lebenslang mit dem Medikament behandeln können«, werde ich nie verstehen und akzeptieren.

Zur Erinnerung: Das Risiko, an einer PML zu erkranken, steigt mit der Behandlungsdauer. Das heißt, je länger Patienten mit einem bestimmten Medikament behandelt werden, desto höher wird das Risiko, an dieser potentiell lebensbedrohlichen, viralen Gehirnentzündung zu erkranken. Die Therapiekosten belaufen sich auf circa 26.000 Euro pro Patient und Jahr. Eine von bestimmten

Meinungsbildnern propagierte lebenslange Therapie eines 20-jährigen Patienten würde über eine Million Euro kosten.

Abgesehen davon verharmlosen manche dieser Meinungsbildner das Nebenwirkungsrisiko, wenn sie eine lebenslange Therapie predigen.

Wie gesagt, sie sollen und dürfen dies tun. Die Wissenschaft soll frei sein. Jedes Argument ist in der Wissenschaft willkommen. Nur in diesem Fall reicht es nicht, etwaige Zuwendungen, die sie von diversen Pharmakonzernen erhalten haben, nur offenzulegen und jedem Leser oder Zuseher im Auditorium eines großen Kongresses damit seine eigene Interpretation zu erlauben. Schließlich sitzen viele Meinungsbildner auch in Fachgesellschaften und sogenannten Expertengremien, den *advisory boards*, und haben so ungeahnten Einfluss auf die Behandlungstaktik und Verschreibungspraxis tausender Ärzte. Sie sind Multiplikatoren.

Und genau aus diesem Grund dürfen sie nach meiner Meinung keine Zuwendungen Dritter erhalten, auch nicht durch rechtliche Konstrukte wie die Zwischenfinanzierung.

DIE KONGRE$$E

Ärztekongresse bieten ihrem Publikum über den Tag verteilt Vorträge und Diskussionsrunden an. Der internationale wissenschaftliche Austausch sollte im Vordergrund stehen. Doch wie bei den Pharmareferenten weicht auch bei den Ärztekongressen die Wirklichkeit von den eigentlichen Vorgaben ab. Sie scheinen nur auf dem Papier zu bestehen.

Die Kongresse verkommen auch inhaltlich zu dem, als was die Pharmareferenten sie den Ärzten anbieten: Zu besseren Gourmet- und Genussreisen in Form pompöser Werbeveranstaltungen der Pharmakonzerne. Sie sind zu weitgehend überflüssigen Bauchpinsel-Events der Pharmakonzerne für die Ärzte geworden.

Das läuft so: Die Ärzte dürfen gratis hinfahren, werden hofiert und sollen das Rahmenprogramm genießen.

Dafür bekommen sie unter anderem auch begehrte Fortbildungspunkte, die sie zuhause nachweisen müssen. Mit gutem Grund dürfen die einladenden Pharmakonzerne doch wohl bei der nächsten Medikamentenverschreibung auf den guten ärztlichen Willen hoffen? Zumindest unbewusst.

Die Ärzte dürfen sich wie VIPs fühlen, was ihrer Seele schmeichelt. Sie werden umgarnt und in amikale Gespräche verwickelt, bei denen es letztendlich doch immer nur um die Produkte des einladenden Herstellers oder die Verschreibungszahlen des jeweiligen Arztes geht.

Schon bei der Anreise scheuen die Pharmakonzerne weder Kosten noch Mühe. Meist empfangen die Pharmareferenten die Ärzte vor dem Abflug am Flughafen, nachdem sie ihnen alle Reiseunterlagen samt dem Kongressprogramm, einem Folder mit dem Rahmenprogramm und einem kleinen Prospekt ihres wichtigsten Medikaments schon an ihren Arbeitsplatz geschickt haben. Meist ist es eine Linienmaschine, aber nicht immer. Für einen Flug in eine deutsche Stadt, zu der von Wien aus keine Direktverbindung bestand, charterte ein Pharmakonzern einmal kurzerhand eine Maschine, um den Ärzten die Unannehmlichkeit des Umsteigens zu ersparen, erzählte ein Pharmareferent der betreffenden Firma und meinte sogar: »Es war die richtige Entscheidung. Es war sicher billiger, gleich eine Maschine zu chartern, als nachher alle geladenen Ärzte und die eigenen Mitarbeiter auf den verschiedensten deutschen Bahnhöfen und Flughäfen herumirren zu lassen, mühsam aufzuklauben und erst recht wieder zum Kongressort bringen zu müssen.«

Am Ankunftsort wartet in der Regel ein komfortabler Bus, der die Ärzte zu ihren Hotels bringt, die selbstverständlich vom Feinsten sind. Zwar gilt die Übereinkunft, dass Pharmakonzerne Ärzte nicht mehr in Fünfsternehotels unterbringen lassen, aber mit sicherem Instinkt spüren sie jene Viersterne-Häuser auf, die in Sachen Komfort und Service Fünfsternehotels in nichts nachstehen.

2012 besuchte ich jenen bereits erwähnten Ärztekongress in Lyon, einen der größten seiner Art in Europa. Am Ankunftsflughafen traf ich Kollegen, die ich bereits von anderen ähnlichen Veranstaltungen kannte. Während wir auf unser Gepäck warteten, kam die Frage auf, wer von uns mit welcher Firma reiste. Als ich erwähnte, dass ich meine Reise und meinen Aufenthalt selbst bezahlte, blickte ich in verdutzte Gesichter. »Das ist doch sauteuer«, sagte der eine Kollege.

Damit hatte er recht. Zu den Reise- und Aufenthaltskosten kamen ja auch noch die Teilnahmegebühren für solche Kongresse, die in diesem Fall 600 Euro ausmachten. In Summe kostete mich die Reise gut und gern ein halbes Monatsgehalt.

»Ich wette, dein Zimmer ist klein und schmuddelig«, sagte ein anderer Kollege. »Wahrscheinlich ist es sogar heruntergekommen. Warum machst du denn so etwas? Das hast du doch nicht notwendig. Nächstes Mal nimm doch die Einladung einer Firma an. Da ist nichts dabei.« Dann kam dieser Nachsatz, der immer alles zu rechtfertigen scheint: »Alle machen es so.«

Ich traf am Flughafen dann auch noch drei Pharmareferentinnen, die gemeinsam gereist waren. Sie zeigten sich erfreut, dass ich am Kongress teilnahm und fragten ganz ohne Umschweife, mit welcher Firma ich denn reiste. Auch sie konnten es nicht fassen, dass ich alles selbst bezahlte. »Das ist doch wirklich nicht der Sinn der Sache«, sagte eine von ihnen nahezu mitleidig. »Lassen Sie mich Ihnen nächstes Mal doch bitte helfen.«

Ich nahm ein Taxi zu meinem Hotel. Nur eine Brücke trennte den Stadtteil, in dem ich wohnte, von jenem, in dem meine Kollegen untergebracht waren.

Die Besitzer des kleinen, schmuddeligen und abgewohnten Hotels entschuldigten sich, dass ihr Haus erst kurz nach meiner Buchung seinen dritten Stern verloren habe, weswegen sie noch gar keine Zeit gehabt hätten, neue Hotelvisitenkarten drucken zu lassen. Der dritte Stern war auf den Visitenkarten und den Prospekten des Hotels einstweilen nur durchgestrichen. Die beiden freuten sich, dass ich dennoch bleiben wollte, und boten mir sogar noch einen geringen Rabatt an.

Das Zimmer war sehr einfach, aber ordentlich und sauber. Das Personal war freundlich und zuvorkommend.

Nachdem ich mein Gepäck abgelegt hatte, machte ich mich auf den Weg zum Kongress. Ich sollte zwei wissenschaftliche Arbeiten unserer kleinen Forschungsgruppe präsentieren und wollte meine Unterlagen vorbereiten. Vormittags finden auf Ärztekongressen üblicherweise Lehrveranstaltungen, sogenannte *teaching courses* statt, die extra kosten. Ich erwartete also am Kongress-Areal noch keinen großen Rummel und Trubel, vielmehr nur die Ruhe vor dem Sturm, wenn knapp 7000 erwartete Neurologen aus der ganzen Welt hier in dem Kongresszentrum in Lyon einfallen sollten.

Akademischer Städtetourismus

Auf meinem Spaziergang zur Veranstaltungshalle, bei dem ich riesige Werbeflaggen des Kongresses sah, dachte ich über die Einstellung meiner Kollegen nach, die tatsächlich verständlich war. Denn mangels besserer Alternativen waren Kongresse trotz ihrer inhaltlichen Erosion noch immer sehr gute Möglichkeiten, die wichtigen Fortbildungspunkte zu sammeln und mit Kollegen aus aller Welt ins Gespräch zu kommen. Sich so einen Kongressbesuch selbst zu bezahlen war mit den Jahren aber immer mehr zum Luxus geworden. Denn durch den Geldregen der Pharmakonzerne, die Ärztekongresse irgendwann als effektives Instrument für Werbung,

Marketing und Manipulation entdeckt hatten, waren die Kongresse und damit auch die Teilnahmekosten immer weiter gewachsen.

Die Hauptmotive für die Teilnahme vieler Ärzte haben sich damit naturgemäß auch verändert. Die Fortbildungspunkte und der Austausch mit Kollegen sind nach wie vor wichtig, aber an die Stelle der Wissenschaftlichkeit und der Ernsthaftigkeit scheinen sehr oft Spaß und Entspannung gerückt. Ganz entsprechend des Charakters dieses hochklassigen akademischen Städtetourismus' auf Kosten von Pharmakonzernen.

Es gibt auf vielen großen Kongressen immer mehr Ärzte, die es vorziehen, an den Verkaufsständen, das heißt den Ausstellungsständen der Pharmafirmen, mit Pharmareferenten und ihren Kollegen zu plaudern, anstatt sich die Vorträge anzuhören und zu versuchen, mitzudiskutieren.

Theoretisch ist es den Besuchern sogar möglich, sich zu Beginn des Kongresses zu registrieren und am Ende ihre Teilnahmebestätigung abzuholen. Wenn sie dazwischen keinen Fuß auf das Veranstaltungsgelände setzen, hat niemand ein Problem damit. Solche Kollegen sind zweifellos die Ausnahme, aber es gibt sie.

Ich selbst ließ mich zuletzt 2011 von einem Pharmakonzern zu einem Kongressbesuch einladen. Als ich in Amsterdam, wo er stattfand, das Hotelzimmer betrat, sah ich am Bildschirm des großen Fernsehers den Begrüßungstext in meiner Muttersprache: »Herzlich willkommen. Wir hoffen, Sie hatten eine gute Reise und wünschen einen angenehmen Aufenthalt. Für weitere Fragen wenden Sie sich bitte an Ihren Betreuer.« Der Name dieses Betreuers stand ebenfalls dort. Es handelte sich um eine Pharmareferentin des Pharmakonzerns, der die Reise organisiert und bezahlt hatte.

Auf einer Ablage neben dem Fernseher fand ich alle Unterlagen, die ich schon in Wien erhalten hatte, noch einmal vor. Neben dem Gesamtprogramm gab es auch eine Liste der konzerneigenen Veranstaltungen sowie einen Plan des Veranstaltungsgeländes, auf dem rot der konzerneigene Informationsstand eingezeichnet war. Am Ende der Liste mit den Rahmenveranstaltungen, im Wesentlichen feine Abendessen mit »Sightseeing-Touren«, stand eine Bitte: »Aus organisatorischen Gründen ersuchen wir Sie, sich möglich rasch für die Rahmenprogramme Ihrer Wahl anzumelden.«

Ein unbehagliches Gefühl der Vereinnahmung und Abhängigkeit beschlich mich. Ich putzte mir die Zähne, ging duschen und anschließend zu Bett, in der Hoffnung, dass es sicherlich besser würde, wenn ich einmal darüber schliefe. Es war ein Irrtum. Ich erwachte früh und schwor mir, dass dies der letzte Kongress sein würde, den ein Pharmakonzern für mich ausrichten durfte.

Am Bildschirm des großen Fernsehers stand: »Guten Morgen, Herr Dr. Aboulenein!«

Ich habe meinen Schwur bis heute nicht gebrochen.

Nun machte ich mich fertig und wollte kurz frühstücken, das heißt einen Kaffee trinken, bevor ich zum Kongress zu gehen plante. Ich ließ die Einladungen im Zimmer liegen und ging in den Frühstückssaal des Hotels.

Der Raum war voll. Überall klirrte Geschirr und klapperte Besteck, während sich die Gäste angeregt unterhielten. Ich musterte das üppige und reichlich sortierte Frühstücksbuffet und überlegte, ob ich entgegen meinen Gewohnheiten zu meinem Kaffee auch etwas essen sollte, da ertönte neben mir eine fröhliche, heitere und sehr hohe Stimme:

»Einen wunderschönen guten Morgen, Herr Dozent! Haben Sie schon das Lachsbrötchen mit dem Kaviartupfen probiert?« Es war eine Pharmareferentin, eine meiner »Betreuerinnen« im Spital und hier auf dieser Kongressreise. Sie hielt ein Sektglas in der Hand. »Das ist wirklich köstlich«, sagte sie.

»Ich frühstücke immer nur Kaffee und Wasser«, sagte ich.

Sie blickte mich enttäuscht und mit ungläubigen Augen an. »Ach wirklich, Herr Dozent? Dann darf ich Sie nicht einmal zu einem Gläschen Sekt einladen?«

»Nein, dürfen Sie nicht. Ich trinke niemals tagsüber und schon gar nicht am Morgen«, sagte ich, woraufhin die Pharmareferentin schallend zu lachen begann und meinte, dass ich sie »immer so zum Lachen« brächte.

»Wir haben noch ein Plätzchen an unserem Tisch frei«, sagte sie. »Wollen Sie sich nicht für einen kurzen Plausch zu uns setzen?«

Mit »uns« meinte sie eine Gruppe von Pharmareferenten der gleichen Firma, die alle an einem Tisch auf der wunderschönen Frühstücksterrasse des Hotels saßen. Es war ein kühler Tag in Amsterdam, doch die Sonne schien und der Tisch stand an einem netten, windgeschützten Platz. »Da ist ja gar kein Platz frei«, sagte ich.

Damit hatte sie eindeutig nicht gerechnet. Sie verschluckte sich fast an ihrem Sekt. »Warten Sie«, sagte sie. »Für Sie haben wir immer einen Platz frei.«

Mein Unbehagen wuchs, während sie zu dem Tisch eilte und hektisch gestikulierte. Mehrere Referenten schauten in meine Richtung. Zwei wollten offensichtlich ihre Plätze räumen, doch dann standen zwei andere auf, um einen weiteren Tisch heranzuziehen.

Da bemerkte ich einen Kollegen aus Wien, der gerade an mir vorbei ging. »Danke für die Mühe«, sagte ich zu der Pharmareferentin, die wieder zu mir zurückgeeilt war. »Verzeihen Sie bitte die Umstände, die ich gemacht habe.«

Ich deutete entschuldigend auf den Kollegen und setzte mich mit ihm an die Bar, um meinen Kaffee zu trinken.

Wir redeten über den Kongress und über die Vorträge, die wir besuchen wollten. Auch ihm war die Stimmung nicht geheuer. Mir kam sie vor wie bei einer Maturareise für Erwachsene.

Nach einer Weile spürte ich einen Arm auf meinen Schultern. Die Pharmareferentin, die ein etwas aufdringliches Parfum trug, war zurück. »Wenn Sie schon kein begeisterter Sektfrühstücker sind, dann begleiten Sie uns doch bitte heute Abend zu unserem Dinner«, sagte sie. »Es findet in einem kleinen, wunderschönen Restaurant statt. Dort können Sie sogar hier in Holland gut essen.« Sie lachte abermals. Durchdringend, aber diesmal nicht aufgesetzt.

»Nein, danke«, sagte ich. »Ich treffe mich heute Abend mit Kollegen und wir suchen ein Gasthaus ums Eck. Wir wollen alleine sein.«

»Na schön, aber dann besuchen Sie wenigstens unseren Informationsstand am Kongress«, sagte sie. »Wir haben bestimmt den besten Kaffee am ganzen Gelände. Da lässt sich die Firma nicht lumpen.«

»Wenn ich Kaffee will, hole ich mir welchen aus dem Automaten«, sagte ich.

Mir war schon klar, dass mich die Pharmareferentin als ziemlich brüsk erleben musste. Pharmareferenten tun mir in solchen Situationen sogar leid. Ich fände es jedenfalls unerträglich, mich meinen Arbeitstag lang anbiedern zu müssen, um ein Produkt anzupreisen und meinem Gegenüber ständig nach dem Mund zu reden und seine Wünsche von seinen Lippen ablesen zu müssen. Doch andererseits hatte sie niemand zu ihrem Job gezwungen. Niemand hatte sie dazu gezwungen, eines von vielen freundlichen Gesichtern einer weitgehend beinharten Branche zu sein. Außerdem bekam sie mehr als genug Schmerzensgeld dafür. Wie sie mir selbst sagte, circa das Doppelte meines Gehalts im Krankenhaus. Beides vor Augen erleichterte es mir, meine Grenzen klar zu ziehen.

Ehe ich den Frühstückssaal verließ, sah ich mich noch einmal um. Mittlerweile waren fast alle Tische besetzt. Nahezu an jedem Tisch, an dem Kollegen saßen, war nun auch ein Pharmareferent mit dabei. Die Stimmung schien ausgelassen.

Die bereits erwähnte bessere wirtschaftliche Stellung der Pharmareferenten im Vergleich zu den Ärzten zeigt sich bei solchen Kongressen übrigens auch an der Kleidung. Die Pharmareferenten sind stets besser angezogen. Das hat nur zum Teil damit zu tun, dass viele Ärzte einen Hang zu legerer Kleidung haben, wie ich an mir selbst beobachte.

Es scheint offensichtlich innerhalb der Pharmakonzerne bestimmte Dresscodes zu geben. Bei Vorträgen in den Kongresssälen lassen sich ganze Sitzreihen von Zuhörern relativ leicht bestimmten Firmen zuordnen. Dies liegt nicht nur an den Reservierungsschildern, die an den Sesseln ganzer Sitzreihen kleben. Angestellte des Marktführers *Novartis* etwa sind stets in noblem Anthrazit unterwegs. Die Mitarbeiter von *Biogen* erscheinen in Dunkelblau. Die Pharmareferenten der Firma *Merck*, deren Werbefarbe ein sattes Grün ist, scheinen mehr Freiheiten bei der Auswahl ihrer Kleidung zu genießen. Doch auch aus ihren Reihen leuchtet das eine oder andere grüne Sakko oder grüne Kostüm auf oder sie verteilen Kugelschreiber an die Kongressteilnehmer, die in den dunklen Vortragssälen grün leuchten.

Wenn es mir zeitlich möglich ist, gehe ich bei meinen Kongressbesuchen gerne zu Fuß zu den Veranstaltungsorten oder nehme die öffentlichen Verkehrsmittel. In Amsterdam ging ich circa eine halbe Stunde zur nächsten U-Bahn-Station. Hätte ich dazu keine Lust gehabt, wären mir wie bei nahezu jedem Ärztekongress Shuttlebusse zur Verfügung gestanden, die jeden Arzt zwischen den Veranstaltungsorten und den Hotels hin und her chauffieren.

Zuweilen stehen diese Busse auch für kürzeste Strecken bereit, wie es beispielsweise einmal in Düsseldorf der Fall war. »Fährst du nicht im Bus?«, fragte mich ein Kollege damals.

»Es sind ja nur ein paar Minuten«, sagte ich. »Das hält frisch und außerdem brauche ich Abstand von den Pharmareferenten und dem vielen aufgesetzten Small Talk. Ich will mich nicht ständig von der Pharmafirma hin- und herfahren lassen.

»Bist du morgen beim Ausflug dabei?«, fragte der Kollege.

»Bei welchem Ausflug?«, fragte ich.

»Die Firma hat einen Ausflug mit Stadtbesichtigung

und Fahrt ins Umland organisiert und anschließend gehen wir essen. Es wird sicher nett, du solltest kommen«, sagte er.

»Morgen sind spannende Vorträge, die ich hören möchte«, sagte ich.

»Die sind doch alle ein alter Hut«, sagte er. »Was die reden, ist schon alles publiziert, und Professor Smith[1] redet ohnedies immer das Gleiche.«

Ein weiterer Kollege war zu uns getreten und hatte mitgehört. »Wenn du einen Vortrag gehört hast, hast du alle gehört«, sagte er. »Ich sehe auch lieber etwas von der Stadt, als bei den Vorträgen herumzuhängen.«

Ich habe selbst nie an derartigen Ausflügen teilgenommen. Vom Hörensagen weiß ich, dass sie immer gleich ablaufen. Die Ärzte, die eigentlich den Großteil ihrer Zeit auf dem Kongressgelände verbringen sollten, werden direkt vom Hotel abgeholt. Es folgt eine Besichtigungstour durch die Stadt, an deren Ende als Höhepunkt ein Abendessen oder ein anderes Event steht.

Wenn die Stadt, in der die Veranstaltung abgehalten wird, eine Seilbahn hat, fährt die Gruppe mit an Sicherheit grenzender Wahrscheinlichkeit mit dieser Seilbahn. Wenn die Stadt Paris ist, gibt es mit großer Sicherheit eine Eiffelturm-Führung. Wenn die Stadt Edinburgh ist, wird sicherlich ein Ausflug in die schottischen Highlands mit anschließender Whiskey-Verkostung angeboten. Es fühlt sich für manche einfach ganz so wie Urlaub an.

1 Name geändert

Hauptsache Rahmenprogramm

Wenn es nach der Pharmaindustrie geht, soll es den Ärzten auch zu späterer Stunde an nichts mangeln. Fixe Programmpunkte auf fast jedem Kongress sind die Abende mit Landsleuten, etwa ein Österreicher-Abend für die Österreicher oder ein Deutschland-Abend für die Deutschen. Dafür stehen dann meist Extrazimmer in feinen Restaurants zur Verfügung. Die Kellner servieren mehrgängige Menüs, die keine Wünsche offen lassen. Auch die bezahlt, das versteht sich von selbst, der jeweilige Pharmakonzern.

Zu Beginn meiner Laufbahn als Neurologe war ich ein paar Mal selbst bei solchen Abendessen zu Gast. Obwohl mir das Verhältnis zwischen Pharmakonzernen und Ärzteschaft schon damals fragwürdig erschien, waren mir die Mechanismen, mit denen diese Konzerne arbeiteten und manipulierten, noch nicht ganz klar.

Als bei einem dieser Essen unser Bus vor dem Restaurant hielt, warteten bereits die Kellner, um uns die Tür aufzuhalten. Der einladende Pharmakonzern hatte einfach das ganze stadtbekannte Lokal für uns reserviert, obwohl wir nicht einmal genügend Gäste waren, um es zur Hälfte zu füllen.

Nachdem wir uns alle gesetzt hatten, ergriff der Pharmareferent das Wort. »Ich habe dieses Restaurant selbst ausgewählt und mich pflichtbewusst durch die gesamte Speisekarte gekostet«, sagte er. »Denn geht es meinen Ärzten gut, geht es auch mir gut.«

Allgemeines Gelächter. »Meine Damen und Herren, hier ist wahrlich alles zu empfehlen«, sagte er. »Wenn ich Ihnen aber etwas ganz besonders ans Herz legen kann, dann ist es das rohe Tuna-Steak oder die Ententerrine mit Äpfeln. Natürlich übernimmt die Firma alle Kosten.«

Er räusperte sich. »Nur wer gerne Schnaps trinken möchte, muss ihn selbst bezahlen«, fügte er hinzu.

Wieder Gelächter am Tisch.

Die Stimmung wurde im Laufe des Abends immer heiterer und ausgelassener. Es war leicht zu übersehen, dass sich hier zwei Fraktionen erheiterten, die eigentlich entgegengesetzte Ziele verfolgen sollten. Die lockere Stimmung gipfelte schließlich in der Einlage eines aus Übersee geladenen Wissenschaftlers und Meinungsbildners, der im Auftrag des Pharmakonzerns einige Vorträge hielt. Vorträge von der Art, die, wie ich heute weiß, die Mitarbeiter des jeweiligen Pharmakonzernes samt Powerpoint-Präsentation und Text vorbereitet hatten und die der betreffende Wissenschaftler nur noch möglichst geschmeidig herunterbeten musste.

Dieser Wissenschaftler stieg jetzt auf den Tisch oder versuchte es zumindest. Denn es gelang ihm nicht ganz. Er blieb mit einem Fuß auf dem Sessel und stand nur mit dem zweiten auf der Tischplatte.

Ich bemerkte eine gewisse Unruhe unter den Gästen, denn der Tisch drohte zu kippen. Mein Platz war etwas entfernt von seinem, deshalb hatte ich nicht mitbekommen, was ihn zu der Aktion bewogen hatte. Ich wusste auch nicht, wie viel er getrunken hatte.

Jedenfalls stand er nun so da und ich traute meinen Ohren nicht, als er, schon ziemlich illuminiert, eine »Arie zu Ehren der Firma« anstimmte. »Ich danke der Firma … für den wunderschönen Abend und für ihr wirklich tolles, wundervolles Medikament …!«, sang er. Er besang das Medikament, über das er noch einige Stunden zuvor einen vermeintlich objektiven Vortrag gehalten hatte.

Einige der Anwesenden mussten den Sänger halten, damit er nicht umkippte. Einer hielt die Füße, zwei hielten den Sessel fest. Am Ende halfen sie ihm noch vom Tisch herunter.

»Ich hoffe sehr, Ihnen hat dieser Abend gefallen«, sagte der Pharmareferent zum Abschluss. »Gerne begrüßen wir Sie auch morgen wieder.«

Nach einem anderen derartigen Abendessen während eines Kongresses im kroatischen Dubrovnik wollten einige Kollegen und ich uns noch die Altstadt ansehen. Wir genossen die mittelalterliche Szenerie der Stadt. Wir waren eine Gruppe von sieben oder acht Ärzten. Einige Pharmareferenten hatten sich uns auch angeschlossen.

Nach einer Weile schrumpfte unsere Gruppe etwas, weil einige der Pharmareferenten und Ärzte zurück in ihr

Hotel fuhren. Sie wollten sich noch einen Schlaftrunk an der Hotelbar genehmigen oder noch ein nächtliches Bad im Pool nehmen.

Als wir durch die herrliche Kulisse der Altstadt schlenderten, fanden wir ein nettes Lokal. Es gefiel uns besser, als das vornehme Restaurant mit seiner künstlichen Atmosphäre, in dem wir zuvor zu Abend auf Kosten der Pharmafirma gegessen hatten.

Nun saßen wir also in dem kleinen Gastgarten und wie das eben so ist, wenn viele Menschen gleicher beruflicher Ausrichtung miteinander an einem Tisch sitzen, landeten wir rasch bei medizinischen Themen. Die Referenten versuchten, sich in die Gespräche einzubringen. Alles in allem war es relativ offensichtlich, dass sie sich bemühten, unser Vertrauen zu gewinnen und unsere Freunde zu werden.

Als wir schließlich alle müde genug waren, beschlossen wir aufzubrechen. Der Kellner kam mit der Rechnung und in der generellen Aufbruchsstimmung blieben zwei Getränke offen, meines und ein zweites. Es war mir einfach zu mühsam herauszufinden, wer das zweite bestellt hatte, also bezahlte ich einfach beide.

Danach deutete einer der Pharmareferenten dem Kellner, dass er auch noch nicht bezahlt hatte. »Ist schon erledigt«, sagte ich.

Er sah mich erschrocken an. »Das geht aber gar nicht«, sagte er.

»Warum nicht? Wir sind doch privat unterwegs, Sie haben sich unserer Runde angeschlossen. Da werde ich Sie doch einladen dürfen.«

Er sah sich nach den anderen Pharmareferenten um. »Wenn sich herumspricht, dass ich mich von Ärzten einladen lasse ...«, er zögerte kurz, »... noch dazu von solchen, die sich von mir nicht einladen lassen wollen, bin ich meinen Job los.« Das Lachen, das er diesem Satz hinterherschickte, klang aufgesetzt.

Stiller Datenfluss

Mir fiel bei dem Abendessen und auch dem anschließenden Beisammensitzen immer wieder auf, dass die Referenten in heiterer, scheinbar unverfänglicher Atmosphäre erstaunlich wissbegierig werden. Sie wollen dann wissen, was Ärzte so im klinischen Alltag erleben und wie sie in welchen Situationen vorgehen. Dabei geht es dann natürlich vor allem um Medikamente ihrer eigenen Firma, aber auch um jene der Konkurrenz. Die Fragen werden dann schnell sehr konkret.

»Wie viele Patienten betreuen Sie denn nun wirklich?«, fragte mich ein Pharmareferent bei einem solchen Firmenabendessen. »Es heißt, Sie betreuen insgesamt mehrere hundert Patienten, stimmt das? Kann es sein, dass Sie auf unser Medikament aber nur 50 eingestellt haben?«

Ich war einigermaßen verblüfft. »Woher haben Sie das?«, fragte ich ihn.

Seine Antwort war die gleiche, die ich immer in solchen Fällen bekomme: »Ach, das wird so kolportiert.«

»Wo wird das kolportiert?«, fragte ich nach.

»Wir haben eben einen ganz guten Überblick«, sagte er.

Damit wollte ich mich nicht zufrieden geben. Ich hakte nach. »Woher haben Sie denn diesen Überblick?«

Da wurde es ihm offenbar zu dumm. Er tat so, als hätte er mich nicht gehört und wandte sich seinem anderen Sitznachbarn zu, um ihn bei der Auswahl seines Desserts zu beraten.

Ich wollte es noch immer nicht auf sich beruhen lassen. Ein Pharmakonzern konnte oder durfte doch nicht die genauen Verschreibungszahlen einzelner Ärzte kennen. Die einzige Instanz, die diese Zahlen vorliegen hat, sind die Krankenkassen. Ich habe nicht einmal selbst einen genauen Überblick über meine eigenen Verschreibungszahlen, höchstens einen groben. Logischerweise ist das Wissen um diese Zahlen für die Pharmakonzerne wertvoll. Damit können sie gezielt bei einzelnen Ärzten mit Werbung und Überzeugungsarbeit ansetzen. Überzeugungsarbeit, die ich schlichtweg mit Manipulation gleichsetzen muss.

»Kommt das von anderen Kollegen? Von den Krankenschwestern? Vom Krankenhaus? Oder kommen diese Zahlen von der Krankenkasse selbst?«

Er ignorierte mich beharrlich weiter.

Nach meiner Rückkehr vom Kongress überprüfte ich die Zahlen, die er genannt hatte. Alle seine Angaben waren richtig. Er wusste tatsächlich, wie viele Patienten ich insgesamt betreute und welchen Anteil davon ich auf das Medikament, das er vertrat, eingestellt hatte, und er verfügte darüber hinaus womöglich noch über die gleichen Daten aller anderen Kollegen im Krankenhaus.

Ich hielt es für möglich, dass es irgendwo Datenlecks gab, derer sich die Pharmareferenten bedienten. Aber letzten Endes können auch die lockeren Abendessen während der Kongresse bei systematischer Nutzung zu unversiegbaren Datenquellen werden, wenn die Referenten die Informationen, die sie beiläufig in den diversen Tischgesprächen aufschnappen, nur zu nutzen verstehen. Denn sind Pharmareferenten und Ärzte einmal per Du und ist bei einem guten Abendessen in lockerer Atmosphäre die Stimmung nach ein paar Gläsern einmal gelöst, dann plaudert so mancher Arzt unter dem Einfluss all der Schmeicheleien und der bewundernden Neugierde schon einmal gerne aus der Schule und gibt wildfremden Vertretern Berufliches und Privates preis.

Eine Karikatur von Wissenschaftlichkeit

Vom ursprünglichen Zweck der Kongresse, dem unabhängigen Austausch und der freien Diskussion von Fakten und Informationen im Sinne eines wissenschaftlichen Fortschrittes, ist auf den modernen Ärztekongressen nur noch eine Karikatur übrig geblieben. Schon weil von einer Unabhängigkeit des wissenschaftlichen Programms keine Rede mehr sein kann. Denn die Pharmakonzerne unterwandern dieses Programm gekonnt und benutzen es, um ihre Botschaften zu transportieren.

Bei großen, vermeintlich von der Pharmaindustrie unabhängigen, klinisch-wissenschaftlichen Veranstaltungen wie Ärztekongressen wäre ein naheliegender Hauptinhalt die Präsentation neuer und möglichst bahnbrechender klinischer Studien und deren anschließende Diskussion. Doch neu ist bei den dort präsentierten Studien wie gesagt wenig, weil die meisten schon zuvor im Internet in den großen Wissenschaftsdatenbanken abrufbar sind und ihre Ergebnisse und Quintessenz rasch die Runde machen.

Bei den Ärztekongressen laufen diese Studienpräsentationen dann auf Auftritte der meist schillernden Studienkoordinatoren und bezahlten Meinungsbildner hinaus. Die sind Wissenschaftler und gelten meist als ausgewiesene Experten ihres Fachgebietes. Sie sind Meinungsbildner, deren Standpunkt in der wissenschaftlichen Welt einen besonders hohen Stellenwert hat.

Doch ihr Auftritt bei den Ärztekongressen ist in Wirklichkeit skurril. Denn mehr als zwei Drittel aller großen klinischen Studien finanzieren die Pharmakonzerne. Auf der Bühne so eines Kongresses steht dann also eine wissenschaftliche Koryphäe, die von einem Pharmakonzern Geld für die Durchführung einer Studie erhalten hat, deren Ergebnisse sie im freien, unabhängigen, klinisch-wissenschaftlichen Programm »objektiv« präsentiert. Hinterher hält sie meist noch, gegen weiteres Geld, bei einer konzerneigenen Veranstaltung, einem sogenannten Satellitensymposium, einen Vortrag darüber, wie toll das Medikament ist, um das es in der Studie geht. Satellitensymposien sind von einem Pharmakonzern veranstaltete Vorträge, die als solche kommerzielle Veranstaltungen klar ausgewiesen sein müssen und innerhalb des sonstigen, unabhängigen, klinisch-wissenschaftlichen Programms stattfinden dürfen. Hier von Unabhängigkeit zu sprechen, wäre geradezu lächerlich.

Von einer wissenschaftlichen Diskussion objektiven und neutralen Charakters, die zweifellos zu Erkenntnisgewinn und Fortschritt beitragen würde und die ja unter Beteiligung der Kongressbesucher stattfinden müsste, kann leider auch keine Rede mehr sein. Im Grunde beschränkt sich das gesamte wissenschaftliche Programm der Ärztekongresse mittlerweile auf Frontalvorträge, die sehr oft den Charakter von Produktpräsentationen haben und höchstens noch einen gewissen wissenschaftlichen Anstrich bewahren.

Am Ende dieser Vorträge liefern die Koryphäen dann noch die sogenannte *take home message*. »Da die Materie ja so furchtbar kompliziert ist, nehmen Sie nur folgende *take home message* mit zu Ihren Patienten«, sagen sie dann sinngemäß. »Das Medikament wirkt bei 70 Prozent hervorragend, bei allen anderen Vergleichsprodukten ist das nur zu 30 Prozent der Fall. Es wirkt also mehr als doppelt so gut. Es ist sicher in der Anwendung, es ist verträglich, Ihre Patienten werden es lieben.«

Für Fragen der Kongressbesucher fehlt die Zeit, schon weil eine kritische Auseinandersetzung mit den Vortragsinhalten scheinbar nicht erwünscht ist. Der »wissenschaftliche Diskurs« sieht dann so aus: In riesigen Hallen sitzen manchmal bis zu 4000 Besucher in endlosen Sesselreihen, viele mit einer kleinen Tasche voller Werbegeschenke eines Pharmakonzerns im Schoß. Die Wände sind zugepflastert mit Transparenten und Bannern. Eine Leinwand, so groß wie ein Fußballfeld, bedeckt die Wand, vor der ein Vortragender am Pult steht. »Ich hätte einen Feldstecher gebraucht, um die letzte Reihe sehen zu können«, sagte ein Vortragender einst in seinen Eröffnungsworten und interpretierte dies als großen Erfolg des riesigen Kongresses. Er verkannte und verschwieg, dass die Pharmakonzerne tausende Ärzte von überall herbeikarrten, in diese Kongresshallen setzten und so für übervolle Hallen sorgten.

Mitten in diesen riesigen Hallen stehen dann nur vereinzelt ein paar Mikrofone für die Fragen interessierter Ärzte zur Verfügung. Wenn ein Arzt eine Frage stellen will, der in der Mitte einer der engen Sitzreihen Platz gefunden hat, kann er sein Vorhaben gleich wieder vergessen. Bis er sich durch die engen Sitzreihen zu einem der Mikrofone seinen Weg gebahnt hätte, wäre die gesamte Vortragsreihe, die sogenannte *session*, auch schon wieder beendet.

Ergattert ein Kongressbesucher und Zuschauer aber tatsächlich ein Mikrofon, darf er eine kurze Frage stellen. Er erhält eine knappe Antwort, worauf die Angelegenheit als erledigt gilt. Will der Arzt nachfragen, zum Beispiel weil seine Frage kritisch war und der Vortragende sich am eigentlichen Thema vorbeigedrückt hat, heißt es: »Geben Sie doch bitte auch den anderen Kollegen die Möglichkeit, zu Wort zu kommen.«

Nach drei gestellten Fragen heißt es: »Wir müssen mit dem interessanten Programm fortfahren. Falls weitere Fragen bestehen, wenden Sie sich doch bitte in der Kaffeepause an die Vortragenden.«

Womit die »kritische wissenschaftliche Diskussion« auch schon im Keim erstickt worden ist, bevor sie überhaupt begonnen hat.

Inzwischen wollen selbst interessierte Ärzte keine Fragen mehr stellen. Sie haben keine Lust darauf, abgewürgt zu werden.

Einmal sprach ich während eines Kongresses in einer Kaffeepause mit einem Pharmareferenten über die mangelnde Sachlichkeit und Wissenschaftlichkeit des Programms.

Er kommentierte meine kritischen Anmerkungen mit einem Lächeln. »Die wissenschaftlichen, wirtschaftlichen und politischen Zusammenhänge sind kompliziert und kaum zu durchschauen«, sagte er. »Aber es ist doch alles ganz einfach. Und das Prinzip ist immer gleich. Zuerst demonstrieren die großen Meinungsbildner der Masse, wie kompliziert alles ist, und erklären danach ganz einfach, welche Medikamente Sie Ihren Patienten in Ihrer täglichen Praxis verschreiben können und sollen. Sie untermauern ihre Aussagen mit Zitaten und zahlreichen Abbildungen aus diversen Studien und auch diversen Richtlinien. Sie verpacken alles fachgerecht in simplen *take home messages*, die sich jeder merken und gut mit nachhause nehmen kann.«

Abwertender habe ich noch nie jemanden über Ärzte sprechen gehört.

Die Bühnenversion der Hochglanzbroschüren

Erst recht nicht wissenschaftlich objektiv sind die konzerneigenen Vortragsreihen innerhalb der Ärztekongresse, die sogenannten Satellitensymposien. Mir leuchtet nicht ganz ein, was diese Symposien im Rahmen eines wissenschaftlichen Kongresses überhaupt verloren haben.

Wenn man über die tatsächliche Unabhängigkeit des wissenschaftlichen Programms solcher Kongresse noch diskutieren kann, ist dies bei Satellitensymposien nicht notwendig. Denn es handelt sich bei Satellitensymposien eindeutig um Marketingveranstaltungen, wovon auch der vermeintlich seriöse Anstrich kaum ablenken kann. Es handelt sich um die Bühnenversion der Hochglanzbroschüren, mit denen die Pharmakonzerne ihre Medikamente bewerben. Ein oder mehrere bezahlte Meinungsbildner präsentieren die vermeintlich neuesten und vermeintlich objektiven Daten über ein Medikament.

Die Annahme läge nahe, dass Ärzte diese Satellitensymposien meiden müssten, weil sie keine Lust haben, sich für dumm verkaufen zu lassen, selbst auf eine mehr oder weniger stilvolle Art. Doch auch diese Satellitensymposien sind durchaus sehr gut besucht.

Denn die Pharmareferenten drängen Ärzte geradezu, diese Symposien zu besuchen. Sie weisen mehrmals darauf hin und fragen bei jedem Arzt mehrmals nach, ob er auch wirklich zu dem »großartigen Satellitensymposium« der Firma komme, da ja schließlich auch dieser und jene »bekannte und berühmte Sprecher hierfür gewonnen werden konnte«. Außerdem kündigen die Kongressveranstalter die Symposien der Konzerne groß an. Sie sind überall im Kongressprogramm ausdrücklich vermerkt und werden zum Teil auch innerhalb der Vorträge des unabhängigen wissenschaftlichen Kongressprogramms von manchem Vortagenden, der kurz danach selbst im Satellitensymposium sprechen wird, angekündigt, oder auch über die Lautsprecher in den Kongresszentren groß angekündigt. Dazu kommt, dass viele Ärzte sich moralisch verpflichtet fühlen, diese Symposien zu besuchen. Immerhin hat ihnen der Pharmakonzern, der sie dorthin bittet, die gesamte Reise samt Rahmenprogramm bezahlt. Wenigstens so ein Symposium können sie also wohl besuchen, finden sie.

»Meine Ärzte waren alle brav«, hörte ich eine österreichische Pharmareferentin in kleiner Runde einmal sagen. »Jeder ist beim Symposium erschienen. Die deutschen Kollegen waren nicht so zufrieden.«

Ich fragte sie, ob sie eine Anwesenheitsliste führe. »Nein, nein«, sagte sie. »Aber es ist immer gut, einen Überblick zu haben.«

Natürlich führte sie eine Liste, da war ich mir sicher. Es hätte aber wohl den gepflegten Umgangsstil und das »Wir sind doch alle Freunde«-Gefühl gestört, wenn sie es eingestanden hätte.

Systematische Unterwanderung

Die Veranstalter der großen Ärztekongresse sind sehr oft medizinische Fachgesellschaften, also Verbände von

Ärzten einer bestimmten Fachrichtung, die den Auftrag zur operativen Abwicklung an spezialisierte Organisatoren abgeben.

Vortragende, die im sogenannten unabhängigen wissenschaftlichen Programm klinische Studien präsentieren, bekommen vom Auftraggeber, der ihre Studie finanziert hat, kein zusätzliches Honorar. Den *invited speakers* der Fachgesellschaft, die für die Organisation des Kongresses verantwortlich ist, werden die Kosten für Reise und Aufenthalt ersetzt.

Die nötigen Einnahmen, um diese Kosten zu decken, scheinen die Fachgesellschaften allerdings wieder über die Kongresseinnahmen und Sponsorengelder zu einem wesentlichen Teil von den Pharmakonzernen zu beziehen. Die bezahlen die Teilnahmegebühren für tausende Ärzte, die Platzmieten für ihre Infostände und Gebühren für ihre Satellitensymposien oder für die Werbebanner in den Sälen. Das gesamte System Ärztekongress scheint damit vollständig von der Pharmaindustrie abhängig.

Nach dem größten Kongress der internationalen Gesellschaft für Multiple Sklerose in Lyon fragte ich beim Veranstalter ECTRIMS vor Ort nach, wie viele der rund 7000 Besucher ihren Aufenthalt selbst bezahlt hatten. Die Antwort war eindeutig: »Nur Sie.« Als ich das auch schriftlich haben wollte, lehnte die Mitarbeiterin des Kongressschalters ab.

Von zuhause aus stellte ich einige Zeit später eine ausführliche schriftliche Anfrage an den Veranstalter per E-Mail:

1. Wie viele Kongressteilnehmer haben den Kongress in den zehn Jahren von 2004 bis 2014 besucht?
2. Wie hoch war die Teilnahmegebühr in jedem einzelnen Jahr?
3. Wie viele Kongressteilnehmer haben diese Gebühr bezahlt?
4. Wie viele Kongressteilnehmer haben eine ermäßigte Gebühr bezahlt? (Die gibt es für in Ausbildung befindliche Ärzte, solche, die in Karenz sind, und für Grundlagenforscher, deren Gehälter sehr gering sind.)
5. Wie vielen Kongressteilnehmern konnte die Teilnahmegebühr erlassen werden, weil sie beispielsweise über geringe finanzielle Mittel verfügen oder aus Entwicklungs- und Schwellenländern kommen?
6. Wie viele Kongressteilnehmer haben die Teilnahmegebühr selbst, also aus eigener Tasche, bezahlt?
7. Für wie viele der Kongressteilnehmer haben Pharmakonzerne die Teilnahmegebühr übernommen?
8. Wie viele Vortragende wurden in den vergangenen zehn Jahren zu diesem Kongress geladen und wer hat die Kosten dafür übernommen?

9. Wie viele Vortragende und Gutachter haben für das wissenschaftliche Programm des Kongresses ihre Interessenkonflikte offengelegt?
10. Hat der Kongressveranstalter diese *disclosures* unabhängig geprüft?
11. Wie viele Pharmakonzerne haben ihre Produkte in den vergangenen zehn Jahren ausgestellt und im Rahmen des Kongresses beworben?
12. Wie hoch waren die Einnahmen des Veranstalters durch die Pharmaindustrie in den vergangenen zehn Jahren, exklusive Satellitensymposien?
13. Wie viele Satellitensymposien konnten insgesamt organisiert werden und wie viel haben die Pharmakonzerne im Durchschnitt dafür an den Kongressveranstalter bezahlt?
14. Wie hoch waren die Kosten der Ausrichtung für die Kongresse der vergangenen zehn Jahre gesamt?
15. Wie hoch war der Gewinn des Kongressveranstalters in jedem Jahr? (Ich hatte den Verdacht, dass er verdammt hoch war.)

Die Antwort des Kongressbüros folgte prompt. Die E-Mail ging binnen weniger Stunden bei mir ein. Ihr Wortlaut war:

»Bezüglich Ihrer ersten Anfrage geben wir folgende Zahlen bekannt:

2004 in Wien 3540 Teilnehmer.
2005 in Thessaloniki 3571 Teilnehmer.
2006 in Madrid 4502 Teilnehmer.
2007 in Prag 5068 Teilnehmer.
2008 in Montreal 5500 Teilnehmer.
2009 in Düsseldorf 4019 Teilnehmer.
2010 in Göteborg 5860 Teilnehmer.
2011 in Amsterdam 7168 Teilnehmer.
2012 in Lyon 6822 Teilnehmer.
2013 in Kopenhagen mehr als 7500 Teilnehmer.
2014 in Boston mehr als 8800 Teilnehmer.

Bezüglich Ihrer zweiten Frage möchten wir auf die Homepages der einzelnen Kongresse von 2004 bis 2014 verweisen. Alle anderen Fragen können wir nicht beantworten, da diese streng vertraulich sind. Mit besten Grüßen ...«

Irgendwie verstand ich nicht, warum etwa die Antwort auf die fünfte Frage, wie vielen Ärzten und Wissenschaftlern, die nicht über genügend Eigenmittel verfügten, man die Kongressteilnahme dennoch ermöglichen konnte, streng vertraulich sein sollte. Hätte das Büro etwa geantwortet: »Wir haben 100 Ärzten aus Afrika die Teilnahme ermöglicht«, wäre das ja sogar ehrenvoll gewesen. Jede Hilfsorganisation hätte sich das umgehend auf die Fahnen geheftet. Und wieso sollte es streng vertraulich sein, wie viele Teilnehmer sich die Gebühren selbst bezahlt hatten?

Schließlich ging es den Fachgesellschaften ja offiziell darum, mit den Einnahmen aus Ärztekongressen Geld für Forschung zu lukrieren und insgesamt die medizinische Versorgung von Patienten zu verbessern. Daher schienen mir meine Fragen durchaus legitim.

Ich fragte noch einmal nach, warum Fragen 3 bis 15 als streng vertraulich betrachtet wurden. Die Antwort kam neuerlich prompt. »Wir sind eine Non-Profit-Organisation mit sehr beschränkten personellen Ressourcen«, hieß es jetzt. »Wir haben aus diesem Grund nicht die Möglichkeit, alle Anfragen oder gar umfassende Fragenkataloge zu beantworten. Außerdem sind die meisten der von Ihnen verlangten Informationen streng vertraulich. Die restlichen Daten können auf den Homepages der Kongresse eingesehen werden.«

Die Teilnahmegebühren von ECTRIMS fand ich tatsächlich auf der Homepage. Sie lagen circa zwischen 400 und 700 Euro. Darüber hinaus fand ich dort keine weiteren Antworten.

Vereinbare Unvereinbarkeit

Dass so gut wie alle sogenannten »unabhängigen« Vortragenden bei den Ärztekongressen Geld oder andere Zuwendungen von der Pharmaindustrie erhalten haben, scheint niemanden zu stören. Vortragende beziehen in der Regel im offiziellen wissenschaftlichen Programm eines

Kongresses kein direktes Honorar. Ein direktes Honorar beziehen sie allerdings wie gesagt für die Durchführung der klinischen Studien, die sie präsentieren, oder für ihre Vorträge im Rahmen der Satellitensymposien. Wichtig ist auch, dass man ihre Porträtfotos in vielen Broschüren und Übersichtsvorträgen findet. Ob sie tatsächlich alle ihre Beiträge selbst schreiben, darf ich nach meinen eigenen Erfahrungen bei meinem ersten und letzten Expertengremium aber anzweifeln.

Je nach Wichtigkeit des betreffenden Meinungsbildners können solche »Expertentätigkeiten« ein ertragreiches Geschäft sein. Denn inzwischen gibt es eine wahre Flut an Kongressen und Fortbildungsveranstaltungen. Als Neurologe, der sich noch dazu auf die Behandlung von Multiple Sklerose spezialisiert hat, könnte ich locker alle zwei Wochen eine Fortbildungsveranstaltung besuchen. Obwohl die Multiple Sklerose selten ist und nur wenige Medikamente am Markt sind, ist der Markt für die Pharmakonzerne äußerst interessant. Jährlich werden Milliarden Euro umgesetzt. Jemand sagte einmal zu mir: »Das Geld ist Segen und Fluch zugleich. Wichtig für die Forschung und wichtig für die Behandlung der Patienten, aber letztlich hat das viele Geld die Multiple Sklerose-»Szene« versaut!«

Viele Ärzte erhalten auch Geld für klinische Anwendungsbeobachtungen von der Industrie. Die Zusatzeinkommen, die »Berufsexperten« so lukrieren, können recht stattlich ausfallen. Einzelne Ärzte sollen es sogar auf mehr als hunderttausende Euro im Jahr bringen, die sie von Pharmakonzernen beziehen. Oft übersteigen die materiellen Zuwendungen, die Ärzte von Pharmakonzernen erhalten, ihre Gehälter, die sie in ihrem Brotberuf als Ärzte verdienen. Damit sind sie von der Pharmaindustrie beträchtlich wirtschaftlich abhängig. Manche demnach vermutlich mehr als von ihrem eigentlichen Dienstgeber. Die medizinische Tätigkeit scheint für solche Ärzte nur noch ein Rahmen zu sein, den sie als Grundvoraussetzung für ihre weitaus lukrativere Werbungstätigkeit brauchen. Jeder, der über ein solches Tabu spricht, wird als Neider, Nestbeschmutzer und Querulant, der maßlos übertreibt und die Ärzteschaft nur in den Dreck zieht, denunziert und diskreditiert. Alles natürlich nur, um ihn zum Schweigen zu bringen, das heißt, »mundtot« zu machen und, wenn dies nicht gelingt, ihm eben seine Glaubwürdigkeit und Reputation zu nehmen. Hauptsache, niemand stört die in sich gewachsenen Regelkreisläufe vom Geben und Nehmen und ganz essenziell scheint zu sein, dass niemand darüber spricht.

Wohin die Gier nach solchen Einkünften führen kann, habe ich einmal bei einem Kongress beobachten müssen. Ein bekannter Meinungsbildner pries während seines Vortrags bei einem Satellitensymposium ein bestimmtes Medikament an. Am Ende seines Auftritts brach er nach zwei Fragen abrupt die Diskussion ab. Es ging um sehr berechtigte Fragen über lebensbedrohliche Nebenwirkungen des im Satellitensymposium vorgestellten und beworbenen Medikaments, das erst kürzlich zugelassen worden war und der »neue Marktrenner« der Firma sein sollte, die das Satellitensymposium veranstaltete und den Meinungsbildner für seinen Vortrag bezahlte. Der bekannte Meinungsbildner entschuldigte sich beim Publikum. Der Saal war randvoll. Viele Ärzte saßen auch auf dem Boden. Er habe keine Zeit mehr, Fragen zu beantworten, sagte er. Ehe er überstürzt den Saal verließ, lud er aber noch das Publikum dazu ein, ihm zu seinem nächsten Vortrag gleich nebenan in dem anderen großen Vortragssaal zu folgen. Dort war er von der Konkurrenzpharmafirma als Hauptredner ebenfalls zu einem Vortrag in deren Satellitensymposium geladen. Dort ergäbe sich dann vielleicht auch eine Möglichkeit, auf weitere Fragen gebührend einzugehen. Die Menge strömte durch die großen, aber trotzdem engen doppelflügeligen Saaltüren. Beim Rausgehen, dicht aneinander gedrängt, hörte ich noch einen anderen Kollegen sagen: »Na, dem ist ja auch gar nichts mehr zu blöd! Nicht auf die Fragen antworten, wegen denen wir alle hier sind, nur die Firmenpräsentation runterbeten und die wesentlichen Fragen, die uns und unsere Patienten interessieren, einfach nicht beantworten und zur nächsten Pharmafirmen-Veranstaltung rennen. Für wie blöd hält uns der Vortragende? Manche kriegen einfach den Rand nicht mehr voll! Man kann doch nicht der Diener zweier Herren sein!«

Bei dem folgenden Vortrag waren von dem Meinungsbildner die gleichen Lobpreisungen zu hören, nur diesmal für das Medikament der Konkurrenz. Es war ihm nicht einmal zu dumm, zwischen den Zeilen auf die Nachteile des zuvor gelobten Konkurrenzprodukts hinzuweisen.

Es ist nicht weiter verwunderlich, dass einige dieser »Experten« im Laufe ihrer Karriere irgendwann den nächsten Schritt tun, gänzlich die Seite wechseln und ganz offiziell zu Zugpferden der Pharmaindustrie werden. Dort bekommen sie Titel wie *»Medical Director«* und sind dafür verantwortlich, Forschung, Entwicklung und vor allem Werbung und Marketing voranzutreiben. Die Kontakte und das *Knowhow*, die sie aus ihrem ursprünglichen Beruf mitbringen, können ihnen da nur nützen.

Ich sprach einmal mit einem Pharmareferenten in gehobener Position über dieses Thema. Aus Neugier erkundigte ich mich, wie es abliefe, wenn ich die Seite wechseln und zum Beispiel für einen Pharmakonzern in der Forschung arbeiten würde.

»Die Industrie sorgt sehr gut für ihre Leute«, sagte er. »Sie werden auf jeden Fall mehr als genug verdienen. Es wird Ihnen an nichts mangeln, aber Sie müssen lernen, anders zu arbeiten. Anders als jetzt. Ihnen muss klar sein, dass Sie dann für eine Firma arbeiten. Das heißt: kritische Forschung schön und gut, aber Sie müssen sich anpassen.«

Nicht nur im vermeintlich objektiven wissenschaftlichen Programm der Ärztekongresse, sondern auch bei anderen Fortbildungsveranstaltungen und in diversen Gremien, die ebenfalls objektiv zu sein haben, sprechen Experten über Produkte von Pharmakonzernen, von denen sie Zuwendungen erhalten haben. Weil diese Optik dann doch schief ist, gibt es eine klare Offenlegungspflicht. Vortragende müssen zunächst bekannt geben, von wem sie Geld nehmen, was die Sache zwar nicht viel, aber immerhin ein bisschen besser machen würde. Die Offenlegung soll dem Zuhörer eines Vortrags und dem Leser einer wissenschaftlichen Arbeit zumindest einen möglichen Einfluss etwaiger Sponsoren klar und deutlich zu erkennen geben. Die Geldgeber sind in den sogenannten *disclosures* anzugeben. Jeder Einfluss auf die Daten durch etwaige Dritte, insbesondere Geldgeber, soll hierdurch offengelegt werden. In der Praxis verkommt die Offenlegung, das heißt die *disclosures*, sehr oft zur Farce.

Die Vortragenden projizieren bei den Kongressen oder bei anderen Veranstaltungen zu Beginn ihres Auftrittes ein sogenanntes *disclosure banner* an die Wand. Darauf steht, von wem sie finanzielle Zuwendungen erhalten. So schön, so gut.

Da stehen dann mitunter dutzende Firmennamen auf einer einzelnen Folie, doch zu sehen ist sie jeweils nur wenige Sekunden lang. Es huscht für das Publikum also ein Haufen Kleingedrucktes vorbei, das kein Mensch in so kurzer Zeit lesen könnte. Und selbst, wenn die Zuschauer das viele Kleingedruckte lesen könnten, würde das nicht allzu viel helfen. Denn insgesamt nehmen es manche Ärzte mit der detaillierten Angabe ihrer *disclosures* nicht besonders ernst.

»Soll ich vielleicht jedes Jahr einen Steckbrief mit großem Foto und meinem Namen veröffentlichen, auf dem ich meine Sponsoren und die jeweiligen Beträge, die sie mir bezahlt haben, vermerke?«, fragte mich so ein Vortragender einmal, als ich das Gespräch auf das Thema lenkte. »Das würde doch schrecklich unseriös wirken und nur eine Neiddebatte auslösen.«

Die *disclosure banners* in ihrer derzeitigen Form sind damit ein untauglicher Versuch, den gesetzlichen Anforderungen und der *good clinical scientific practice*, also sozusagen dem guten Ton des wissenschaftlichen Arbeitens, gerecht zu werden. Sinn und Zweck der *disclosure banners* wäre es ja wie gesagt, Zuhörern die Möglichkeit zu geben, etwaige Einflussnahme von Geldgebern auf den jeweiligen Experten abzuschätzen. Mit dem Wissen über das Abhängigkeitsverhältnis würden viele Zuhörer die »Daten und Fakten«, die so ein Experte vorlegt, und die Schlüsse, die er daraus zieht, mit etwas mehr Vorsicht zur Kenntnis nehmen oder gleich im Vorhinein hinterfragen können.

Zu diesem Zweck müssten die Banner aber mindestens zwei Minuten lang sichtbar bleiben und der jeweilige Redner müsste verpflichtet sein, auf die wichtigsten Geldgeber einzugehen. Eine ehrliche Offenlegung könnte dann in etwa so lauten: »Das Medikament wird von Firma A hergestellt. Für diesen Vortrag bekomme ich von Firma A den Betrag X. Bisher habe ich folgende Zuwendung von der Firma A erhalten ... Die Firma hat letztes Jahr mit dem Medikament, über das ich hier spreche, soundso viel Milliarden Euro Umsatz gemacht. Ich selbst habe letztes Jahr soundso viel Patienten auf dieses Medikament eingestellt...«

In der Praxis klingt der Text anders: »Ich denke, Sie wissen alle über meine *disclosures* Bescheid und wir können gleich zum wichtigen Teil kommen. Lassen Sie uns also keine Zeit verschwenden, das Programm ist dicht.«

Das Spiel mit der Wertschätzung

Ich frage mich oft, ob diesen »Experten« ihre offensichtliche Heuchelei nicht peinlich ist. Die Antwort lautet eindeutig: Nein, sie ist ihnen nicht peinlich. Hier liegt vielleicht der Kern des Problems. Die Ärzte, die sich als Experten verkaufen, glauben tatsächlich, all ihre »Aufwandsentschädigungen« ehrlich verdient zu haben.

Ich habe selbst mehrfach Vorträge gehalten, jedoch nie im Auftrag oder gegen Entgelt eines Pharmakonzerns.

Sowohl Kollegen, als auch Pharmareferenten sagten damals zu mir: »Was soll das? Sei doch nicht so dumm. Du hast es dir verdient. Glaubst du wirklich, dass das Geld jemand anderer mehr verdient hat als du? Bei all den Entbehrungen, die du auf dich genommen hast, um heute hier zu stehen?«

Hier manifestierte es sich wieder, das Spiel der Pharmakonzerne mit der zutiefst menschlichen Sehnsucht der Ärzte nach Wertschätzung. Denn das Studium der Medizin ist nun einmal lange und mühsam. Der Beruf ist riskant, hinsichtlich der andauernden und enormen Belastung, der Ansteckungsgefahr und der vielen Fehler, die Ärzte tagtäglich machen können. Die Wertschätzung des Berufsstandes scheint vielfach geschwunden und immer mehr zusätzlich anfallende Tätigkeiten verrichten Ärzte unentgeltlich.

Nach langen Nachtdiensten im klinischen Alltag, wo andere Menschen ausschlafen, ins Kino gehen oder Zeit mit ihrer Familie verbringen, stehen Ärzte oft im Labor oder hocken vor dem Computer und analysieren Daten beziehungsweise arbeiten sie an Publikationen. Das alles für ein vergleichsweise dürres Salär und eine Öffentlichkeit, die glaubt, dass sie ohne großen Aufwand sehr viel Geld verdienen und viel Freizeit genießen.

Dann steht plötzlich jemand vor dem Arzt und sagt: »Ich schätze deine Arbeit. Ich habe deine Arbeit schon immer bewundert. Dein Durchhaltevermögen, deine wissenschaftliche Leistung. Willst du dein Wissen nicht mit anderen Kollegen teilen? Es wäre zum Wohl aller Patienten, wenn du dein Wissen und deine Erfahrung mit anderen teilen würdest. Ich gebe dir die Möglichkeit dazu, und für deine Mühen lasse ich dir wenigstens eine kleine Aufwandsentschädigung zukommen. Ich kann dir ohnehin nur einen Bruchteil dessen bezahlen, was dir zustehen würde.«

So fängt es an. Es folgen kleine Fortbildungsveranstaltungen mit Honoraren in der Höhe von einigen hundert Euro. Je wichtiger der Vortragende in der wissenschaftlichen Welt wird, umso höher werden seine Honorare. Wer einmal seine Hand aufhält, wer sich einmal selbst belügt und verkauft, der ist nur noch schwer zu retten. Er ist im unsäglichen Regelkreislauf Medizin-Pharma gefangen.

Das Publikum reagiert auf die Farce, die auf den Bühnen der Kongresse stattfindet, gespalten. Grundsätzlich gebildeten und intelligenten Akademikern scheint es sehr oft dennoch an kritischem Geist und gesundem Misstrauen zu fehlen. Manche von ihnen reagieren bestürzt und bedauern es, wenn sich wieder einmal ein Arzt auf besonders hässliche und offensichtliche Weise an die Pharmaindustrie verkauft, sozusagen der dunklen Seite der Macht verfällt. Diese Kritiker sind aber definitiv in der Minderheit.

Die Mehrheit der praktizierenden Ärzte ist sogar noch beeindruckt von möglichst langen *disclosure banners*.

Da der Vortragende für so viele Firmen spricht, unterstellen sie ihm nicht etwa besonders leicht käuflich zu sein, sondern im Gegenteil, sie vermuten besonders hohe Kompetenz. Der muss doch was drauf haben, wenn er für so viele Firmen sprechen darf, hofiert wird und mit Vorträgen durch die Lande ziehen darf, denken sie.

Besser ausspannen als kritisieren

Wer in diesem Regelkreis nicht mitspielt, wer hinterfragt und die Missstände benennt, für den gibt es auch eine eigene Behandlung. »Wenn du einmal als Querulant verschrien bist, wirst du diesen Ruf nie wieder los«, sagte einmal ein Kollege wohlwollend und warnend zu mir. »Kritiker als Querulanten anzupatzen ist eine sehr effiziente Methode der Ausgrenzung und diese Branche ist besonders gut darin.«

Die kritischen Ärzte haben es in der Branche tatsächlich schwer. Das ist vermutlich in jedem System so, das in sich gewachsen ist und aus Sicht der daran Beteiligten und davon Profitierenden gut funktioniert. Sie brauchen keine Kritiker. Ich habe das aufgrund meiner unangenehmen Fragen selbst schon erlebt.

Als ich auf einem Kongress unterwegs war, begegnete mir auf einer Rolltreppe ein Kollege. Er wirkte bei diesem Kongress selbst als Vortragender mit und ich kannte ihn schon viele Jahre lang. Ich traf ihn immer wieder auf Kongressen und wir waren schon oft ins Gespräch gekommen. Also streckte ich ihm die Hand zur Begrüßung entgegen. Man kann Hände so oder so schütteln, er tat es nur der Form wegen, ohne mich dabei anzusehen. »Wenn du nichts annehmen willst, ist das deine ganz persönliche Entscheidung, aber lass uns alle in Ruhe«, sagte er ohne jegliche Einleitung. »Dir ist schon klar, dass du, wenn du nichts nimmst und auch noch offen legst, dass du nichts nimmst, uns alle wie Pharmahuren hinstellst.«

Ich war überrascht, umso mehr, als das seine Begrüßungsworte waren. »So begrüßt zu werden ist aber auch nicht gerade schön«, sagte ich. »Warum bin ich das Problem, wenn ich nichts annehme und meine *disclosures* ordentlich ausfülle?«

Er versuchte, im Ton versöhnlicher zu werden. »Sei dir bitte bewusst, was du da lostreten könntest«, sagte er. »In Wirklichkeit verstehen wir uns doch alle und kommen gut miteinander aus. Es ist nicht notwendig, einen Spalt in die Gemeinschaft zu treiben.«

Wenn ein unerfahrener Arzt etwa nach so einem Kongressabendessen seine eigene Brieftasche zückt, erntet er vielleicht noch ein mildes Lächeln. »Bitte stecken Sie Ihre Geldbörse wieder ein«, heißt es dann. »Hier zahlt niemand selbst.«

Besteht ein erfahrener Arzt darauf, selbst zu bezahlen, dann beginnt das Getuschel hinter vorgehaltener Hand und er gehört auf einmal nicht mehr dazu. Er wird nicht mehr zu Vorträgen eingeladen, seine Möglichkeiten zu publizieren schwinden und er hat weniger Zugang zu Forschungsgeldern.

»Du musst höllisch aufpassen, wie weit du dich mit deiner Kritik aus dem Fenster lehnst«, sagte einmal ein durchaus wohlmeinender Kollege zu mir. »Die Leute hören so oder so kaum zu. Sie hören nur, was sie hören wollen. Ganz schlimm wird es, wenn sie dann aufhören dir zuzuhören, wenn sie merken, dass du sprichst, und hinter vorgehaltener Hand tuscheln und Geschichten über dich erfinden, von denen du selbst nichts weißt, weil du sie nie erlebt hast.«

Er sah mich lange an, bevor er fortfuhr: »Auch wenn das, was du sagst, noch so berechtigt ist, kriegst du damit den Stempel des Querulanten aufgedrückt. Das passiert allen, die sich mit dem System anlegen, denn alle leben von diesem System.«

Die Mehrheit der Ärzte hat es deswegen aufgegeben, gegen diese Missstände anzukämpfen. Sie haben sich an ihren Lebensstil und ihr Einkommen gewöhnt und lassen sich lieber als Ja-Sager berieseln. Sie brauchen nur pünktlich am Flughafen zu erscheinen und schon tauchen sie in die Welt des Kongresstourismus ab. Die Pharmakonzerne lassen sie spüren und wissen, dass sie erwartet werden und willkommen sind. Die Ärzte lassen sich wie Spitzenmanager hofieren und werden Teil des »Kongress Jet Set«. So fällt es ihnen leicht, zu verdrängen, was hier wirklich Sache ist. Dass den Pharmakonzernen ihre Erfahrung in Wirklichkeit völlig egal ist und dass sie in keiner Weise Wert auf ihre Expertise legen. Die Pharmakonzerne scheinen die Ärzte bei Kongressen und anderswo ausschließlich deshalb zu hofieren, weil sie ihre *cash cows* sind. Die Ärzte bringen den Umsatz. Sie lassen sich melken und begnügen sich mit ein bisschen Futter.

DIE WI$$EN$CHAFTLICHEN PUBLIKATIONEN

Neben Pharmareferenten und Kongressen sind Fachzeitschriften für Ärzte eine wichtige Quelle für Informationen. Die Herausgeber dieser Zeitschriften sind teilweise große internationale, teilweise aber auch kleinere nationale Verlage. Zum Teil arbeiten sie mit Fachgesellschaften zusammen und geben für sie ein Journal heraus. So gut wie jede größere Fachgesellschaft hat ihr eigenes Magazin. So gibt es zum Beispiel ein Fachjournal mit dem Titel »*Multiple Sclerosis*« für Multiple Sklerose-Forscher und Spezialisten, oder »*Oncology*« für Krebsspezialisten.

Beim Phänomen der insgesamt wachsenden Informationsflut bildet auch der medizinische Bereich keine Ausnahme. Weltweit wird derart viel publiziert, dass die meisten Ärzte den Überblick längst verloren haben. Niemand will und kann die zehntausenden wissenschaftlichen Publikationen, die jährlich neu erscheinen, mehr lesen. Dennoch entfalten diese Journale ihre Wirkung und haben teilweise sogar eine gewisse Macht. Denn sie publizieren die Ergebnisse klinischer Studien und Anwendungsbeobachtungen und bilden so ein Nadelöhr für wissenschaftliche Information. Sie können darüber mitbestimmen, welche Information wie und wann wahrgenommen wird, und welche untergeht.

Das Geschäftsmodell solcher Journale ist klar. Ihre Auflagen sind an sich klein, weil ihre Leser-Zielgruppe klein ist. Nichtsdestotrotz kaufen die Universitäten Lizenzen, um die Journale ihren Forschern und Ärzten zur Verfügung stellen zu können. Die Überschriften und Zusammenfassungen der einzelnen wissenschaftlichen Artikel und Studien sind in den öffentlichen wissenschaftlichen Datenbanken via Internet frei zugänglich. Wer aber die gesamten Artikel lesen möchte, muss diese entweder um 20 bis 50 Euro pro Artikel kaufen oder kann diese über den Zugang seiner Universität runterladen. Es versteht sich von selbst, dass die Lizenzen, die die Universitäten und auch die Spitäler kaufen, sehr teuer sind und nur eine begrenzte Anzahl von Lizenzen angekauft werden. Meist sind dies die großen und wichtigsten Journale der verschiedenen Fachdisziplinen. Ein Journal ist normalerweise umso wichtiger je höher sein Impact-Faktor ist.

Der Impact-Faktor eines Journals hängt davon ab, wie oft Berichte, die in diesem Journal veröffentlicht wurden, in anderen wissenschaftlichen Arbeiten zitiert werden. Er spiegelt den Einfluss eines Journals auf die Branche wieder. Für ein Journal bedeutet ein hoher Impact-Faktor, dass es »mehr wert« ist als andere Journale, da Forscher und Ärzte weltweit die Journale üblicherweise an der Höhe ihres Impact-Faktors messen.

Es gibt sogar eine Liste, die Journale nach Impact-Faktor reiht. Ein großes Problem ist, dass viele den Begriff des Impact-Faktors inzwischen mit Qualität gleichsetzen: Was in einem Journal mit hohem Impact-Faktor steht, muss auch wahr sein. Plakativ formuliert entscheiden die Journale mit hohem Impact-Faktor oder besser gesagt ihre Redakteure so darüber, was in der Medizin als wissenschaftlicher Mainstream gilt.

Die Wissenschaftsjournale mit Impact-Faktor finanzieren sich über den Verkauf, Abonnements, Lizenzgebühren der Universitäten, Bibliotheken und Spitäler, öffentliches Geld, Werbung und die Druckkosten, die Autoren bezahlen müssen, wenn ihr Beitrag akzeptiert und veröffentlicht werden soll.

Von diesen sind die medizinischen Journale ohne Impact-Faktor streng zu unterscheiden, die vor allem nicht forschende, sondern nur klinisch tätige Ärzte lesen. Es handelt sich hierbei ganz offensichtlich um eine andere, aber nicht minder bedeutende, größere Zielgruppe: die verschreibenden Ärzte.

Wer derartige Journale durchblättert, stellt fest, dass die Werbung darin zum allergrößten Teil von den Pharmakonzernen kommt. Mitunter ist auf jeder zweiten oder dritten Seite eine großformatige Werbung eines Medikaments, das die Leser, das heißt die Ärzte, verschreiben sollen.

Die freiwillige Zensur

In einem kritischen Bericht der *Süddeutschen Zeitung* über diese Abhängigkeit fiel einmal das Wort »Zensur«, das eigentlich nicht passt. Die Pharmakonzerne zensurieren die Artikel in den Journalen nicht. Das funktioniert anders.

Möglichkeiten, wissenschaftliche Artikel oder Studien »gut« zu bringen oder in der Schublade verschwinden zu lassen, haben sie genug. Etwa, wenn es um die Publikation einer eigenen klinischen Studie oder einer Anwendungsbeobachtung geht.

Die Publikation folgt einem immer gleichen Prozedere und heißt *open peer review* oder Begutachtungsprozess: Bekommt ein Redakteur eine wissenschaftliche Arbeit, etwa eine wissenschaftliche Studie, auf den Tisch, leitet er sie an unabhängige Gutachter weiter. Damit kann der Redakteur von Beginn an wesentlich Einfluss darauf nehmen, ob eine Arbeit angenommen wird oder nicht. Er kann Gutachter auswählen, die dem Autor oder den Autoren gewogen sind oder eben nicht gewogen sind, schließlich kennt man sich in der »Szene«. Weit ist es mit wissenschaftlicher Objektivität dann nicht her, wenn Sympathie, Antipathie oder einfach nur simple Interessenkonflikte wie der schnöde Mammon aneinander krachen, denken sich mittlerweile viele.

Die Gutachter sind fachkundige Ärzte oder andere selbst wissenschaftlich tätige Fachleute. Sie begutachten die Arbeit unentgeltlich und unabhängig voneinander und bleiben einander in der Regel im gesamten Begutachtungsprozess unbekannt und anonym. Die Gutachter kennen dabei zumeist den Verfasser der Arbeit, aber nicht umgekehrt. Der wissenschaftliche Fachbegriff dafür ist *single-blinded*.

Diese Gutachter entscheiden darüber, ob die Arbeit die notwendigen wissenschaftlichen Kriterien erfüllt, um in dem Journal publiziert werden zu können. Erfüllt eine Arbeit diese Kriterien tatsächlich nicht, ist dies in Ordnung. Es ist ja auch die Aufgabe der Gutachter dies in dem Begutachtungsprozess zu eruieren. Solange der Begutachtungsprozess fair ist, kann und soll er auch hart sein. Bewerten die Gutachter eingereichte Arbeiten aber aus anderen Gründen als nicht publizierbar, sind das meist schlechte Nachrichten für den Verfasser. Denn es bedeutet, dass seine Daten der wissenschaftlichen Fachwelt vorerst nicht zur Verfügung stehen werden, und es bleibt ihm nichts anderes übrig, als seine Arbeit in anderen Journalen einzureichen und dies, ohne einen tatsächlichen wissenschaftlichen Grund für die Ablehnung bekommen zu haben oder die Möglichkeit zu bekommen, falsche Argumente von Gutachtern entkräften zu können. Begutachtungsprozesse können mitunter Jahre dauern. Das passiert vor allem dann, wenn ein Forscher oder eine Forschungsgruppe Ergebnisse veröffentlichen möchte, die außerhalb des sogenannten Mainstreams liegen.

Was Mainstream ist und was nicht, geben sehr oft die Meinungsbildner vor, die zum Teil sehr viele finanzielle Zuwendungen von diversen Pharmakonzernen bekommen, Mitglieder von Fachgesellschaften und auch oft Redakteure der großen Wissenschaftsjournale und medizinischen Journale sind. Damit wird ihre Allmachtstellung im Wissenschaftszirkus aber auch ihre möglichen Verflechtungen mit den großen Pharmakonzernen deutlich. Paradoxerweise müssen Redakteure und Gutachter den Autoren gegenüber keine *disclosures* angeben. Warum sollten sie auch? Sie bleiben ja so gut wie immer anonym, sodass sie eigentlich behaupten könnten, was sie wollen. Die Autoren, deren wissenschaftliche Arbeiten und Studien sie »abschießen«, können es ja ohnehin nicht überprüfen und außerdem werden die Begründungen für die Ablehnung einer Arbeit im Nachhinein nicht veröffentlicht.

So können sie Arbeiten effektiv verhindern oder in einer Zermürbungstaktik Autoren monatelang, manchmal jahrelang hinhalten. Und dies unter dem Deckmäntelchen der Objektivität.

Der einseitig anonyme Begutachtungsprozess führt auch dazu, dass wissenschaftliche Neulinge unabhängig von der Qualität ihrer Arbeit viel schlechtere Chancen haben, ihre Arbeiten zu publizieren, als renommierte Ärzte und Forschungsgruppen. Dies ist allseits bekannt und wird von manchen angesehenen Wissenschaftlern oftmals damit gerechtfertigt, dass »renommierte Gruppen ja schon gute Ergebnisse publiziert haben und damit glaubwürdiger sind als noch unbekannte, neue Forscher und Forschungsgruppen«.

Es wäre ein wesentlicher Unterschied, wenn zumindest im Nachhinein die Namen der Gutachter und ihre Begründung ausnahmslos im Journal veröffentlicht würden. Dies auch dann, wenn eine Arbeit abgelehnt wurde. Dann könnte sich wirklich jeder ein eigenes Bild machen, wobei manchmal ein Blick auf die jeweiligen *disclosures* reichen würde.

Totale Abhängigkeit

Die Studien sind neben den Werbeeinnahmen ebenfalls ein Geschäftsfeld für die Journale. Denn für die Veröffentlichung nehmen sie von den Autoren eine Summe zwischen 500 und 3500 Euro, teilweise auch deutlich mehr.

Wenn Autoren nicht gesponserte akademische Eigenstudien machen wollen, versuchen sie in der Regel, das Geld mittels öffentlicher Forschungsgelder zu beschaffen. Im Gegensatz dazu werden die großen klinischen Studien und Anwendungsbeobachtungen von den Pharmakonzernen in Auftrag gegeben oder können so durch die »freundliche und großzügige Unterstützung der Pharmaindustrie« entstehen, die auch allergrößtes Interesse an den Publikationen ihrer Studien in den renommierten Wissenschaftsjournalen mit großem Impact-Faktor hat. Denn diese Publikationen sind oft Teil des Zulassungsverfahrens für ein neues Medikament oder sie sind Teil des weiteren Marketings nach erfolgreicher Zulassung.

Die Pharmakonzerne kaufen dann gerne Nachdrucke der jeweiligen Publikation in Höhe von vielen tausend Stück, die dann die Pharmareferenten mit den Worten »Haben Sie das schon gelesen?« an die Ärzte verteilen.

Womit klar ist, dass die Pharmakonzerne weit über die Inserate hinaus wichtige Kunden für die medizinischen Journale sind. Sie garantieren, dass die großen klinischen Studien eingereicht werden, womit die Journale zumindest doppelt profitieren, einerseits von den hohen Publikationskosten und andererseits von einem noch höheren Impact-Faktor, der das jeweilige Journal noch wichtiger und noch angesehener macht. Die großen klinischen Studien werden sehr oft zitiert, womit ein großer Impact-Faktor garantiert ist. Mehr als andere Arbeiten, womit die großen klinischen Studien von den Redakteuren und Journalen naturgemäß gerne veröffentlicht werden.

Obwohl viele Ärzte ahnen, wie die Journale arbeiten, unterwandern die Pharmakonzerne die wissenschaftlichen Journale und damit die Wissenschaft mit großem Erfolg. »Irgendwann glauben die Menschen die absurdesten Dinge«, sagte einmal ein Kollege zu mir, mit dem ich darüber sprach. »Sie müssen sie nur oft genug in der Zeitung lesen. Auf einen kritischen Artikel müssen nur dutzende, vielleicht auch hunderte unkritische Artikel in diversen Journalen veröffentlicht werden. Wichtig ist, dass die medizinischen Datenbanken voll mit bestätigenden Studien sind. Was oft bestätigt wird, muss ja auch richtig sein. Aber am besten ist es, einen Artikel gleich in einem Journal mit hohem Impact-Faktor unterzubringen. Da reichen oft nur wenige, manchmal ein einziger Artikel, um die Meute aufzuscheuchen und jeden alles nachplappern zu lassen.«

Ja, warum sollte es bei Ärzten anders sein als bei anderen Menschen. Ärzte glauben am ehesten die Dinge, die sie in medizinischen Journalen mit hohem Impact-Faktor lesen. Was dort steht, stimmt immer, einfach weil es dort steht. Das ist ihre Logik. Und schon ist der kritische Artikel vergessen. Alles formal korrekt und sehr wirkungsvoll.

Bloß eines vergessen dabei alle Beteiligten: Wenn den überragenden Teil der weltweiten Forschung im Bereich

Medizin genau die Firmen finanzieren, die ihre Produkte zu möglichst hohen Preisen und in möglichst großen Mengen auf den Markt bringen wollen, und wenn genau diese Firmen auch die Kommunikation und die Berichterstattung über ihre eigene Forschung oder zumindest großteils durch sie finanzierte Forschung steuern, dann liegt ein Systemversagen vor, das am Ende der Forschung und den Patienten schadet.

DIE WI$$EN$CHAFTLICHE OBJEKTIVITÄT

»Es muss doch irgendwo so etwas wie wissenschaftliche Objektivität geben.« Diesen Satz höre ich oft, wenn ich mit Branchenfremden über Themen wie die Ärztekongresse oder die medizinischen Journale spreche. Wissenschaftlich objektiv wird mit richtig und wahr gleichgesetzt. Was in einer klinischen Studie gezeigt wurde, ist demnach richtig und wird von vielen nicht mehr hinterfragt. Wer die Studien kontrolliert, sagt, was »richtig« ist und was »falsch« ist.

Wer sich genauer mit den klinischen Studien befasst, stellt rasch auch hier fest, dass viele der damit generierten Informationen das Etikett »wissenschaftlich erwiesen« sehr zu Unrecht tragen.

Grundsätzlich war die Idee, die Zulassung neuer Medikamente durch klinische Studien abzusichern, eine gute.

Denn es ist in der Medizin zu unterscheiden zwischen der *eminence based medicine*, die auf dem Erfahrungsschatz und der Beurteilung von Experten basiert, und der *evidence based medicine*, die unter wissenschaftlichen Gesichtspunkten einen Nachweis für diagnostische und therapeutische Handlungen fordert. Die *evidence based medicine* erfordert ausdrücklich, dass Ärzte bei einer Behandlung patientenorientierte Entscheidungen nach Möglichkeit auf der Grundlage von empirisch nachgewiesener Wirksamkeit treffen. Klinische Studien und Anwendungsbeobachtungen sind scheinbar das probate Mittel, um das zu gewährleisten.

Dass für die Durchführung von klinischen Studien und Anwendungsbeobachtungen vorgesehene Prozedere wiegt einen bei oberflächlicher Betrachtung in falscher Sicherheit. Denn Standard ist hierbei die sogenannte *doppelblind randomisierte* Vorgehensweise. Das bedeutet, dass die an der Studie teilnehmenden Ärzte genauso wenig wie die dafür ausgewählten Patienten wissen, ob sie das zu prüfende Medikament, ein Vergleichsmedikament oder ein Placebo erhalten haben.

Die Auswertung der Ergebnisse nach Abschluss der Studie erfolgt ebenfalls blind. Wenn sich dabei am Ende ein »statistisch signifikanter« Unterschied bei den Patienten, die das Medikament erhalten haben, gegenüber jenen, die ein Placebo oder ein Vergleichsprodukt erhalten haben, zeigt, gilt ein Medikament als wirksam und das Studienergebnis wird üblicherweise als positiv bezeichnet. Ein Ergebnis wird aber auch dann als positiv bezeichnet, wenn es bereits veröffentlichte Daten bestätigt.

Scheinbar alles in Ordnung also, aber eben nur scheinbar. Denn die Pharmakonzerne, die den Großteil der Studien in Auftrag geben, könnten noch mehrere Ansatzpunkte haben, um die Studienergebnisse ihrem Bedarf entsprechend ausfallen zu lassen.

Zum Beispiel beim Design der Studien. Es fängt damit an, dass sie selbst festlegen können, was als Verbesserung zu bewerten ist. Das heißt, sie legen selbst fest, was, wie, wann, und vor allem durch wen bewertet wird. Ich schaute mir das bei einem der Medikamente, die zur Behandlung der Multiplen Sklerose neu entwickelt werden, genauer an.

»Verbesserung« bedeutete in diesem Fall, dass ein an Multipler Sklerose erkrankter Patient eine Strecke von 7,6 Metern durchschnittlich in weniger als eine Sekunde schneller zurücklegen konnte als beim letzten Mal. Eine Sekunde weniger auf 7,6 Meter für einen in seiner Gehfunktion beeinträchtigten Menschen – das konnte genauso gut von Kriterien wie Tagesverfassung bis hin zur Wetterlage abhängen und bedeutete in Wirklichkeit gar nichts.

Die Placebo-Gruppe benötigte für die Strecke durchschnittlich 11,6 Sekunden. In der Behandlungsgruppe waren es durchschnittlich 10,8 Sekunden. Die paar Zehntelsekunden wurden in mehreren Grafiken schön »aufgebläht«, damit jeder den schönen Unterschied, der nur auf dem Papier existierte, gut sehen und auch nicht anzweifeln konnte. Perfektes Marketing.

Wer zweimal annähernd gleich schnell durch einen Raum geht, weiß, was ich meine. Eine Stoppuhr wird einem nur einen pseudoobjektiven Messparameter liefern, der in Wirklichkeit nichts aussagt. Ein paar Zahlen, um das Medikament zuzulassen und sündhaft teuer zu vermarkten: ein bisschen mehr als 600 Euro pro Monat und Patient. Eine der wesentlichen Nebenwirkungen des Medikaments sind schwere Krampfanfälle.

Kreatives Studien-Design

Das Studien-Design ist für Pharmakonzerne der wichtigste Ansatzpunkt, um die wissenschaftliche Objektivität, sagen wir einmal, »kreativ« zu gestalten. Eine der Regeln dabei lautet: Je mehr Patienten die Studienautoren einbinden, desto leichter ist es aufgrund mathematischer Gegebenheiten, ein »statistisch signifikantes« Endergebnis darzustellen.

Auch die Auswahl der Patienten ist geeignet, Studienergebnisse zu beeinflussen. Geschlecht, Alter und Herkunft der Patienten sowie ihr bisheriger Krankheitsverlauf können, je nach Materie, um die es in der Studie geht, eine wesentliche Rolle spielen.

Nach außen hin sind immer alle Testgruppen gleich, doch in Wirklichkeit können die Studienautoren die Patienten ihren Zielen entsprechend in Gruppen aufteilen. Bei einer Studie über ein Medikament, dass die Zahl der Krankheitsschübe von Multiple Sklerose-Patienten reduzieren soll, können die Studienautoren zum Beispiel alle Patienten, die schon lange keinen Schub mehr gehabt haben in die Placebo-Gruppe einschließen. Es ist bekannt, dass Patienten, die schon lange keinen Schub mehr hatten, rein statistisch gesehen, viel wahrscheinlicher bald wieder einen Schub erleiden werden. Alle anderen Patienten, die eben einen Schub erlitten hatten und deshalb während der Beobachtungsphase nicht so bald wieder einen haben werden, könnten vorzugsweise in die Patientengruppe eingeschlossen werden, die das Studienmedikament erhalten soll. Am Ende wäre dann schon allein deshalb die Schubzahl in der Medikamentengruppe wahrscheinlich geringer als in der Placebo-Gruppe. Die Aussage wäre für jeden klar. Die Behandlung mit dem Studienmedikament wirkt.

Wenn die Studienautoren ein neues Medikament nicht mit Placebo sondern mit einem bereits am Markt befindlichen Medikament vergleichen, ist die Auswahl dieses zweiten Medikaments wichtig. Klarerweise werden sie versuchen, ein ihrer Ansicht nach unterlegenes Medikament zu vergleichen, das für das firmeneigene Medikament möglichst gute Zahlen garantiert, aber gemeinhin als gleichwertig gilt. »Man wird sich ja seine eigenen Zahlen nicht zusammenhauen lassen«, wie ein Pharmareferent einmal meinte, um im gleichen Atemzug zu sagen: »aber das Vergleichspräparat ist trotzdem ein ebenbürtiger Gegner gewesen, auch wenn unsere direkte Vergleichsstudie nun deutlich zeigt, wie überlegen, wie viel besser unser Medikament ist. Die Zahlen sprechen klare Worte.« Kurz erklärt, mit einem tatsächlich unterlegenen, aber auf dem Papier ebenbürtigen Vergleichsmedikament kann am leichtesten nachgewiesen werden, dass das neu entwickelte Medikament besser als ein bereits zugelassenes ist, womit es zwangsläufig ebenfalls gute Chancen auf Zulassung hat und umso bessere Verschreibungszahlen, das heißt Verkaufszahlen, hat.

»Ist doch klar, dass wir so arbeiten«, sagte ein Studienautor einmal zu mir. »Es ist immer gut, Probleme zu lösen, bevor sie auftreten.« Es folgte auch hier dieser kleine Nachsatz, der in der Medizin für manche anscheinend alles zu legitimieren scheint: »Macht doch jeder so.«

Unwissenschaftlich erwiesen

Winston Churchills Satz »Ich glaube nur den Studien, die ich selbst gefälscht habe«, gilt so tragischerweise gleichermaßen für die Pharmakonzerne. Denn die von ihnen in Auftrag gegebenen oder finanzierten klinischen Studien scheinen somit eigentlich nicht mehr dazu da, die Wirkung eines Medikaments zu überprüfen, sondern sie scheinen nur mehr dazu da, die postulierte Wirkung zu bestätigen und gute Zahlen für die Zulassungsverfahren und das Marketing zu produzieren.

Sollte ein Studienergebnis trotz kreativen Designs negativ ausfallen, müssen die Pharmakonzerne dennoch nicht aufgeben. Für diesen Fall gibt es die sogenannte *post hoc*-Analyse. Studienautoren generieren diese Analysen nach Vorliegen der Studie aus unzähligen Begleitfaktoren im Nachhinein.

Wenn das Medikament schon nicht generell wirkt, so lassen sich damit dann doch bei einzelnen Subgruppen unter den teilnehmenden Patienten »statistisch signifikante« Wirkungen zeigen. Wenn, um beim Beispiel mit der Schubreduzierung zu bleiben, sich die durchschnittliche Schubzahl insgesamt nicht verbessert hat, lässt sich eine solche Verbesserung mittels *post hoc*-Analyse auf dem Papier vielleicht für die Gruppe von Männern im Alter zwischen 25 und 45 belegen. Sie suchen demnach so lange nach Rosinen im Kuchen, bis sie diese gefunden haben. Sie müssen jede ihrer Werbeaussagen mit Zahlen aus irgendeiner wissenschaftlichen Arbeit belegen, das heißt sozusagen »beweisen«. Auch wenn dies noch so sehr an den Haaren herbeigezogen ist.

Die Bedeutung eines solchen Ergebnisses wird für den klinischen Alltag, die ärztliche Tätigkeit und natürlich für die Patienten nämlich keine Relevanz haben. Dennoch verwerten Pharmakonzerne jedes noch so klitzekleine Ergebnis für ihr Marketing. Ich möchte nochmals betonen, dass dies grundsätzlich aus der Sicht der Pharmakonzerne legitim ist. Es scheint am kritischen Gegenpol der Ärzte zu mangeln.

Sollten weder die Studie noch die *post hoc*-Analyse zu einem verwertbaren Ergebnis gelangen, bedeutet das noch immer nicht das endgültige Aus für ein Medikament. Die Pharmakonzerne können die Studie dann einfach still in einer Schublade verschwinden lassen und zwei Jahre später eine neue Studie mit neuem Design für das gleiche Medikament durchführen. Theoretisch können sie diesen Vorgang so lange wiederholen, bis die Ergebnisse passen, und höchstwahrscheinlich wird es nie jemand erfahren.

Zwar werden theoretisch alle klinischen Studien gemäß einer relativ neuen internationalen Übereinkunft in einem öffentlichen Studienregister geführt, doch dort liegen derzeit insgesamt 208.000 Studien vor, tausende zu jedem Fachgebiet, weshalb ein Arzt Ewigkeiten brauchen würde, um sie nach brisanten Ergebnissen und Zusammenhängen zu sondieren. Er fände den Wald vor lauter Bäumen nicht.

Die an der Studie beteiligten Ärzte und Wissenschaftler sagen auch nichts. Sie haben so gut wie immer eine Verschwiegenheitserklärung unterschrieben und dürfen nichts sagen, selbst wenn sie wollten.

Wirkungslose Medikamente

Ich habe mich früher manchmal gefragt, warum die Wirkung gewisser Medikamente anders ist als dies die großen klinischen Studien und vor allem die Pharmareferenten versprechen.

Als ich einem Pharmakonzern einmal schrieb, dass ich die Jubelmeldungen seines Medikaments nicht nachvollziehen könnte, bei behandelten Patienten keinerlei positive Effekte sähe und unangenehme Nebenwirkungen möglich wären, lernte ich das Prozedere kennen, das einige Pharmakonzerne offenbar für einen solchen Fall vorgesehen haben. Mitarbeiter unterschiedlicher Abteilungen müllten mich so lange mit Fragen nach mehr Details zu, bis ich nur noch aufgeben konnte. Dagegen war nicht anzukommen.

Die Pharmareferenten haben für die ärztliche Frage nach der ausbleibenden Wirkung mancher Medikamente ebenfalls eine offenbar vorgefertigte Kommunikationsstrategie. »Ich respektiere Ihre Bedenken, kann sie aber nicht ganz nachvollziehen«, sagen sie dann zum Beispiel. »Kennen Sie schon unsere neueste Studie, die zeigt, dass Sie das Medikament über einen längeren Zeitraum verschreiben müssen? Sehen Sie sich doch bitte auch unsere *post hoc*-Analysen an. Die Daten sind brandneu und Sie hatten bestimmt noch keine Zeit, sie zu lesen. Vielleicht sollten Sie sich überlegen, andere Patientengruppen auf das Medikament einzustellen.« Ja, ja. Zum Schluss habe man auch noch die falschen Patienten eingestellt, so heißt es. Oftmals frage ich mich, für wie blöd sie einen noch verkaufen wollen.

Ich glaube inzwischen nichts mehr von dem, was mir klinische Studien der Pharmaindustrie nahezulegen versuchen. Ich sehe mir den Wirkmechanismus eines Medikaments lieber selbst an und bin froh, eine breit gefächerte medizinische, wissenschaftliche und klinische Ausbildung gehabt zu haben und meine gesunde Kritik behalten zu haben. Dies ist nämlich der einzige Garant für eine gewisse Unabhängigkeit, ansonsten ist man den Pharmakonzernen, ihren Meinungsbildnern und den hunderten klinischen Studien hilflos ausgeliefert.

Meiner Meinung nach haben es die großen Konzerne geschafft, die Wissenschaft ganz in ihre Hände zu bringen. Sie haben die *evidence based medicine* begriffen und gelernt zu reiten und bekommen dadurch gleich das Gütesiegel »wissenschaftlich, unabhängig und objektiv getestet« frei Haus geliefert. So beeinflussen sie die großen klinischen Studien vom Anfang bis zum Ende und steuern sehr geschickt und subtil zehntausende Ärzte durch ihre Meinungsbildner. Und vergessen Sie nicht den riesengroßen Einfluss, den die Pharmafirmen auf die großen medizinischen Fachgesellschaften und Patientenselbsthilfegruppen haben müssen, deren wichtigste Geldgeber sie so oft sind und auch noch in Zukunft sein werden.

Instrument der Manipulation

Viele Studien verkommen meiner Erfahrung nach allmählich zu nichts weiter als einem zusätzlichen Instrument der Pharmakonzerne, um Ärzte zu korrumpieren und zu manipulieren. Sie können Ärzte nicht nur für Vorträge oder die Spende ihres Namens für Artikel bezahlen, sondern auch für die Beteiligung an Studien.

»Sind Sie grundsätzlich bereit, bei einer klinischen Studie mitzuwirken?«, fragt dann ein Pharmareferent bei einem seiner Besuche einen Arzt. »Wir wollen eine Anwendungsbeobachtung bei einem unserer Medikamente durchführen.«

»Warum nicht?«, antwortet der Arzt. Er weiß natürlich, was das konkrete Anliegen an ihn ist. Er soll Patienten als Versuchspersonen nennen. Womit er kein Problem hat. Er informiert die Patienten ja ordnungsgemäß und viele machen gerne mit, besonders solche, die an chronischen Erkrankungen leiden. Das bedeutet für sie schließlich, dass sie neuere Medikamente bekommen. Sie glauben an die intensive Forschungstätigkeit der Pharmaindustrie zu ihrem Nutzen und nehmen deshalb an, dass bei Medikamenten wie bei Autos immer das nächste Produkt besser ist als das letzte.

»Sehr gut«, sagt der Pharmareferent. »Wir brauchen mindestens 40 Patienten.«

»Ich hätte 80«, sagt der Arzt.

Der Pharmareferent freut sich. »Je mehr desto besser«, sagt er. »Ich lasse Ihnen die Studienunterlagen zukommen.«

Im Gegenzug liefert der Arzt die selbstverständlich anonymisierten Daten der Patienten wie Geschlecht, Alter, Herkunft oder Merkmale des bisherigen Krankheitsverlaufes.

Für seine Dienstleistung erhält er eine sogenannte Aufwandsentschädigung für jeden Patienten, den er für die Studie genannt hat. Je nach Bedeutung des Arztes sowie Art und Umfang der Studie soll diese Entschädigung von weniger als 100 Euro bis zu mehr als 1000 Euro pro Patient betragen.

Die relativen Studienergebnisse

Mittlerweile werden auch viele Studienergebnisse und Aussagen von Meinungsbildnern und Werbebroschüren der Vergangenheit ad absurdum geführt, und dies nur, weil es die Marketingstrategie erfordert. So etwa im Fall der *Interferone*, die vor rund zwanzig Jahren auf den Markt kamen.

Interferone sind Proteine oder Glykoproteine, die eine immunmodulierende, antivirale und antitumorale Wirkung entfalten. Die Neurologen setzten bei der Behandlung von Multipler Sklerose damals große Hoffnungen auf sie und verschrieben sie von da an hunderttausendfach. Schließlich bestätigten unzählige Studien ihre Wirksamkeit und in jedem Satellitensymposium war dies zu hören und in jeder Hochglanzbroschüre war dies zu lesen. Um 30 Prozent weniger Krankheitsschübe brachten sie demnach.

Inzwischen schwenken viele medizinische Meinungsbildner um, ganz im Interesse der Pharmakonzerne, die neue Medikamente vermarkten wollen. Die *Interferone* seien in Wirklichkeit nicht viel besser als ein Placebo, behaupten nun manche, die vor einigen Jahren noch die großartige Wirkung der *Interferone* anpriesen und sich dafür fürstlich bezahlen ließen.

Sogenannte wissenschaftlich objektive Informationen werden damit endgültig zu einer Manövriermasse, mit der die Pharmakonzerne nach Belieben verfahren.

Wenn sich Ärzte wissentlich daran beteiligen, frage ich mich manchmal, wie sie das mit dem hippokratischen Eid vereinbaren, den sie einmal geschworen haben. »Meine Verordnungen werde ich treffen zu Nutz und Frommen der Kranken, nach bestem Vermögen und Urteil; ich werde sie bewahren vor Schaden und willkürlichem Unrecht«, heißt es dort.

DIE MEDIKAMENTENPREI$E

Die Medikamentenpreise verhandeln die Pharmakonzerne normalerweise mit den nationalen Gesundheitsbehörden und den Krankenkassen. Wenn man sich die Medikamentenpreise ansieht, scheinen immer die Pharmakonzerne bei diesen Verhandlungen die Oberhand zu haben, das heißt, zu gewinnen, da die ausverhandelten Preise teilweise absurd hoch sind. Besonders jene von Medikamenten für schwerwiegende Erkrankungen, die einer langen Therapie bedürfen. Da steigen sie geradezu ins Unermessliche.

Der kalifornische Konzern *Gilead Sciences* etwa musste sich weltweite Kritik wegen seiner überzogenen Medikamentenpreise gefallen lassen. Tatsächlich kostet eine Zwölf-Wochen-Therapie der Firma zur Behandlung von

Hepatitis C mit dem Medikament *Sovaldi* circa 60.000 Euro. Nach Einberechnung der Konzernausgaben für Entwicklung und Vertrieb liegen die Selbstkosten von *Gilead Sciences* für das Medikament noch immer erst bei rund 1.500 Dollar, also einem Vierzigstel des Verkaufspreises. Die Herstellungskosten selbst sollen bescheiden sein, nämlich an die 100 Euro.

Die »1000-Dollar-Pille« wie *Sovaldi* auch genannt wird, könnte bis zu einem Fünftel der gesamten deutschen Arzneimittelausgaben ausmachen.

Zahlreiche Vorwürfe, beispielsweise dass »die Preispolitik mancher Unternehmen an modernes Raubrittertum grenzt« oder dass »die Preisbildung von *Gilead* unethisch und vollkommen inakzeptabel ist« und weiter, dass »Milliardengewinne auf Kosten Kranker gemacht werden, wo es sich die Gesundheitssysteme noch leisten können« und »Millionen Menschen weltweit durch eine solche Preispolitik von einer Behandlung ausgeschlossen werden, wo es sich die Gesundheitssysteme eben nicht leisten können« prallen an Norbert Bischofberger, selbst gebürtiger Österreicher, genialer Wissenschaftler und Vize-Präsident des Unternehmens *Gilead Sciences*, der auch als »Bill Gates der Pharmabranche« bezeichnet wird, anscheinend ab. Er rechtfertigt die Preispolitik seiner Firma klar und deutlich und sehr einfach mit wirtschaftlichen Mechanismen, die halt so seien. Eine Firma sei ihren Anlegern und Investoren verpflichtet, die den Aufbau der Firma erst ermöglicht hätten und die klarerweise Renditen sehen wollen.

Das ist natürlich nachvollziehbar, zumindest zum Teil. Würde *Gilead Sciences* im Sinne der Humanität anfangen, seine Erzeugnisse an Bedürftige zu verschenken oder zum Selbstkostenpreis abzugeben, wären die Anleger über den in der Folge einbrechenden Börsenkurs wenig erfreut. Die Manager von *Gilead Sciences* folgen also ihrer Verantwortung gegenüber dem Unternehmen und holen aus dem Markt heraus, was drin ist.

Eigentlich machen nicht sie die Fehler. Das tun die Politiker und jene Verantwortliche im Gesundheitswesen, die nicht erkennen wollen, dass Pharmakonzerne nicht wie jedes andere Unternehmen zu behandeln sind. Dabei könnten die Politiker sehr viel bewegen, wenn sie dies nur wollten.

Indessen holen die Pharmakonzerne in allen anderen Bereichen weiter aus dem Markt heraus, was drin ist, und nutzen dabei alle in der Wirtschaft denkbaren Tricks. Ein besonders beliebter Trick besteht darin, ein erfolgreiches Medikament vom Markt zu nehmen, es neu zuzulassen und mit neuer Verpackung zu einem deutlich gestiegenen Preis wieder auf den Markt zu bringen.

Am Beispiel des Krebsmedikaments *Alemtuzumab*: Der Preis je Milligramm des Medikaments lag bei vergleichsweise noch günstigen 21,70 Euro, bis die Hersteller, *Bayer-Genzyme*, es vom Markt nahmen und wenig später für die Behandlung von Multipler Sklerose neu zugelassen und neu verpackt wieder herausbrachten. Diesmal aber nicht um 21,70 Euro je Milligramm, sondern um satte 888 Euro pro Milligramm, also vierzig mal so teuer, und das bei einer chronischen Erkrankung, die typischerweise im jungen Erwachsenenalter erstmals auftritt und manchmal auch lebenslang Therapie benötigt.

Wie viel das ist, lässt sich zum Beispiel anhand eines Vergleichs mit dem Goldpreis verdeutlichen: Das Medikament kostet jetzt 29.000 Mal so viel wie Gold (Kurs vom 15. Februar 2015). Der Preis für eine einzige Injektionsflasche mit zwölf Milligramm Inhalt liegt nun bei 11.317,25 Euro, und alleine der erste Behandlungszyklus für einen Patienten erfordert fünf dieser Injektionsflaschen und schlägt so mit 56.562,50 Euro je Patient und erstem Behandlungsjahr zu Buche.

Die Grundsubstanz ist wie gesagt genau die gleiche geblieben und Forschung und Entwicklung, die den stolzen Preis vielleicht noch gerechtfertigt hätten, waren für die bloße Neupositionierung eines bereits existierenden Medikaments naturgemäß auch nicht mehr in großem Stil nötig gewesen.

Derartige fantastische Preisexplosionen von Medikamenten nach Neuzulassungen für andere Wirkungsbereiche sind keine Seltenheit und sie belegen besser als alle Statistiken die Absurdität der Preisgestaltung. Die Pharmakonzerne begründen diese Explosionen meist mit ihren Investitionen in die Forschung und Wissenschaft. Stimmt, die Pharmaindustrie finanziert nach diversen Schätzungen und auch eigenen Angaben bis zu zwei Drittel der klinisch-wissenschaftlichen Forschung. Bleibt noch ein Drittel, das zumeist aus öffentlichen Mitteln finanziert wird. Dieses Drittel ist aber sehr oft der »Startschuss«, der zur Produktentwicklung und letztlich Marktreife führen.

Die Pharmaindustrie greift nämlich sehr wohl auf diese Erkenntnisse zurück, die Ergebnis der Forschung aus öffentlichen Mitteln ist, und entwickelt diese bis zur Marktreife fort.

Hinter vorgehaltener Hand heißt es aber, dass die Forschungsinvestitionen nur einen geringen Anteil ausmachen, die meisten Investitionen würden für das Marketing und die Platzierung der Medikamente auf den Märkten ausgegeben werden. Die großen klinischen Zulassungsstudien zählen meines Erachtens sicher zu den Forschungsausgaben. Aber in welchen Etat fallen die Honorare und Reisekosten für Meinungsbildner? Meinungsbildner, die vielleicht auch ein Honorar für die klinische Studie bekommen haben und vom Pharmakonzern mit der Studie durch die Lande geschickt werden? Und wozu wird die finanzielle Unterstützung von medizinischen

Fachgesellschaften, von Kongressen oder Fortbildungsveranstaltungen gezählt? Und die großen werbetechnisch perfekt inszenierten Satelliten-Symposien und die »unabhängigen« Expertensitzungen?

Dass ein Medikament, das schon bei einem Vierzigstel seines Preises dem Hersteller Gewinne gebracht hat, ihn nun erst recht richtig reich macht, ist klar. Diese durch keine realen Kosten belegbaren Preisexplosionen zeigen damit auch, dass die Pharmakonzerne beim Verkauf ihrer Produkte Spannen erzielen, von denen die meisten anderen Branchen nur träumen können.

Der Marktführer *Novartis* zum Beispiel erzielte im Jahr 2014 bei einem Jahresumsatz von 58 Milliarden US-Dollar 10,8 Milliarden US-Dollar Gewinn. Das entspricht einer Umsatzrendite von satten 20 Prozent.

Noch einmal deutlich höher waren die Gewinne des genannten kalifornischen Pharmakonzerns *Gilead Sciences*, der sich mit 6000 Mitarbeitern und Standorten in Nordamerika, Europa und Australien auf die Herstellung und Entwicklung von Medikamenten und Therapien gegen HIV, Hepatitis B und C sowie Grippe spezialisiert hat. Nach eigenen Angaben des Konzerns belief sich der Umsatz im Jahr 2015 auf 32,6 Milliarden Dollar und der Gewinn lag mit 18,1 Milliarden Dollar bei mehr als der Hälfte davon.

Die gesamte Branche darf sich, trotz wirtschaftlich schlechter Zeiten, Jahr für Jahr über fette Umsatzzuwächse freuen.

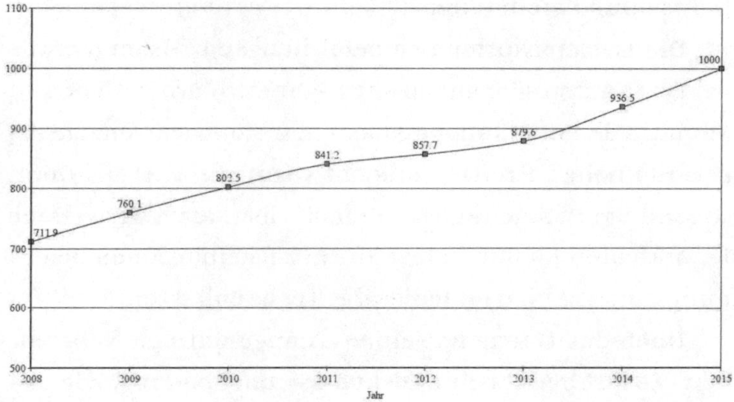

Globaler Umsatz der Pharmabranche in Milliarden Dollar

2008 belief sich ihr geschätzter globaler Jahresumsatz noch auf rund 711,9 Milliarden US-Dollar. Lediglich sieben Jahre später hat er voraussichtlich die Tausend-Milliarden-Dollar Grenze überschritten.

Selbst mit seltenen Erkrankungen, bei denen die Zielgruppe der Medikamentenempfänger klein ist, machen die Pharmakonzerne gute Gewinne. Ein Beispiel hierfür ist der sogenannte Morbus Fabry, der bei Betroffenen unter anderem zu Schlaganfällen und Erkrankung des Herzens führt. Unbehandelt führt diese Krankheit rasch zum Tod, die Lebenserwartung ist deutlich reduziert. Ich kenne persönlich nur drei Morbus Fabry-Patienten, in ganz

Österreich gibt es Schätzungen zufolge etwa 100 und in Deutschland an die 700.

Die Therapiekosten in einem einzigen Fall von Morbus Fabry belaufen sich auf circa 21.000 Euro pro Patient und Monat. Für Patienten mag das keine Rolle spielen, sie sehen die hohen Preise vielleicht sogar als Vorteil. Denn so sind die Pharmakonzerne motiviert, auch für seltene Krankheiten Medikamente zu entwickeln, und die Rechnung dafür zahlen ohnedies die Krankenkassen.

Doch das Ganze hat einen unangenehmen Nebeneffekt. Es löst bereits eine Diskussion darüber aus, wie viel das Leben oder die Gesundheit eines einzelnen Menschen wert sind.

In der Schweiz klagte eine Patientin, deren Therapie auf sechs Monate befristet war, auf deren Fortsetzung. In erster Instanz bekam sie Recht, doch das eidgenössische Bundesgericht widersprach in der Folge diesem Urteil. Es stellte tatsächlich allgemeine Überlegungen zum finanziellen Wert eines Menschenlebens an. »Unter Beachtung gesundheitsökonomischer Gesichtspunkte beläuft sich dieser Betrag (der finanzielle Wert eines Menschenlebens, Anm.) auf etwa 100.000 Schweizer Franken«, hieß es dazu in einem Artikel des wissenschaftlichen Journals *Schweizerisches Medizin-Forum*.

Die verklagte Schweizer Krankenkasse reagierte prompt. Sie strich sämtliche Kostenübernahmen für die betreffende Krankheit. Genauso ging sie bei vergleichbaren Krankheiten vor. Sie zog sogar Kostenübernahmen zurück, die sie bereits bewilligt hatte.

Dieser Meinungsbildungsprozess läuft am Ende darauf hinaus, dass nur noch die Reichen die Medikamente kriegen, während die weniger Zahlungskräftigen leiden oder vielleicht sogar sterben müssen, in dem Wissen, dass ihnen geholfen werden hätte können.

Unfreier Markt

Merkwürdig erscheint bei den Medikamentenpreisen auch, dass die konkurrierenden Produkte verschiedener Firmen meist ähnlich teuer sind, das heißt, es fällt auf, dass sie sich auf ein ähnliches Preisniveau einpendeln. Dies bestätigte einmal ein Pharmareferent. »Ich hoffe, dass meine Firma weiterverhandelt. Das Mindeste, das wir für unser neues Medikament haben wollen, ist so viel, wie die Konkurrenz für das altbewährte Basistherapeutikum bekommt. Die Wirkung ist ja ähnlich und die Patienten schlucken auch viel lieber eine Tablette, als dass sie sich selbst eine Spritze geben«, sagte der Pharmareferent.

Die Optik ist schief und vor allem nicht mehr rational erklärbar, wie die folgende Tabelle zeigt.

BASISTHERAPEUTIKA

	Wirkstoff	Firma	Therapiekosten pro Monat
Avonex	Interferon beta-1a	Biogen	1129,60 €
Betaferon	Interferon beta-1b	Bayer	1280,20 €
Plegridy	Peginterferon beta-1a	Biogen	1200,75 €
Rebif	Interferon beta-1a	Merck-Serono	1421,35 €
Copaxone	Glatiramer-Acetat	Teva	1209,30 €
Copaxone	Glatiramer-Acetat	Teva	1169,45 €
Tecfidera	Dimethyl-fumarat	Biogen	1566,40 €
Aubagio	Sanofi		1080,80 €

ESKALATIONSTHERAPEUTIKA

	Wirkstoff	Firma	Therapiekosten pro Monat
Tysabri	Natalizumab	Biogen	2210,10 €
Gilenya	Fingolimod	Novartis	2404,85 €
Lemtrada	Alemtuzumab	Genzyme	3772, 42 €

ad Lemtrada: 1 Injektionsflasche a 12mg kostet 11317,25€. Im ersten Jahr benötigt man für den Initialzyklus an 5 aufeinanderfolgenden Tagen jeweils 1 Infusion 1x täglich. dh 56586,25 € und im zweiten Jar beim zweiten Zyklus an 3 aufenanderfolgenden Tagen, dh für zwei Jahre ergeben sich mehr als 90000€, die auf monatliche Kosten rückgerechnet würde 3772,42 Euro betragen würde.
(Information aus der Austria Codex Fachinformation: 13.02.2016)

Die in der Tabelle genannten sieben Medikamente unterschiedlicher Hersteller kamen zu unterschiedlichen Zeitpunkten auf den Markt, dennoch liegen ihre Preise, berechnet nach Behandlungskosten je Patient und Monat, annähernd gleich hoch.

Große Konzerne können kleine Hersteller auch einfach »schlucken« und deren Medikamente in neuer

Verabreichung	Stück per Packung	Menge pro Injektion	Therapiekosten pro µg/ml/mg
1x/Woche i.m.	4	30 µg	9,41 €
jd. 2. Tag s.c.	15	250 µg	0,34 €
1x jede 2. Woche s.c.	2	125 µg	4,80 €
3x /Woche s.c.	12	44 µg	2,69 €
1x/Tag s.c.	28	20 ml	2,16 €
1x/Tag s.c.	12	40 ml	2,44 €
2x/Tag p.o.	56	240 mg	0,12 €
1x/Tag p.o.	28	14 mg	2,76 €

Verabreichung	Stück per Packung	Menge pro Injektion	Therapiekosten pro mg
1x/Monat i.v.	1	300 mg	7,37 €
1x/Tag p.o.	28	0,5 mg	171,78 €
1x/Tag i.v. (s. unten)	1	12 mg	943,10 €

Verpackung auf den Markt werfen und einen neuen Preis dafür verhandeln, der auf bekannt hohem Niveau ist.

Das hat nachhaltige Folgen für jedes Gesundheitssystem und für alle Patienten. Die Pharmaindustrie entzieht den Gesundheitssystemen Geld, das sie zum Beispiel für ausreichend medizinisches Personal brauchen würden. Ärzte müssen immer mehr Patienten in immer kürzerer Zeit geradezu durchschleusen. Den Patienten wird vorgegaukelt, dass Maschinen in Bruchteilen von Sekunden Diagnosen auswerfen und eine Pille danach schnelle Besserung und Heilung verspricht.

Jedenfalls werden Medikamente wie am Fließband verschrieben. Es ist leichter und vor allem weniger zeitaufwendig, ein oder zwei Medikamente zu verschreiben und den Patienten gleich auf den nächsten Kontrolltermin zu vertrösten, als dem Patienten ausreichend und gebührend Zeit zu widmen, vor allem wenn dutzende andere vor dem Behandlungszimmer warten. Die ärztliche Zuwendung wird auch kaum honoriert, vor allem in Österreich scheint dies so. Mit der Patientenfrequenz steigt die Zahl der Verschreibungen, wobei allgemein und seit Langem bekannt ist, dass es die eigentliche Kunst ist, zu wissen, welche Medikamente man nicht braucht und dem Patienten nicht verschreibt. Nichtsdestotrotz, die Verschreibungen nehmen kontinuierlich zu, wie ein Naturgesetz, das nicht zu ändern ist. Was auf den Markt geworfen und beworben wird, wird verkauft. Damit steigen auf der anderen Seite wieder die Kosten für Medikamentenausgaben, die das Gesundheitssystem weiter belasten. Und so schließt sich der Teufelskreis und alle verkennen, dass es nicht die Medikamente sind, die heilen, sondern Ärzte, die Krankheiten beforschen, diagnostizieren und letzten Endes auch Medikamente verschreiben.

In letzter Konsequenz bedeutet dieser Teufelskreis, dass die Pharmakonzerne umso mächtiger werden, je schwächer die Gesundheitsapparate werden.

Die verkauften Patienten

Wie der nächste Schritt bei der Machtübernahme der Pharmaindustrie im Gesundheitswesen aussehen wird, zeichnet sich bereits ab. Nachdem weite Bereiche des Gesundheitswesens schon in ihrem direkten oder indirekten Einflussbereich stehen, machen sie sich jetzt an die Patienten heran.

Ein beklemmendes Beispiel dafür, wie sie das tun: Manche medizinischen Therapien erfordern von den Patienten eine gewisse Sachkenntnis. So ist es oft notwendig, dass sich Patienten regelmäßig selbst Medikamente unter die Haut oder direkt in einen Muskel spritzen. Klarerweise sind diese Patienten als medizinische Laien anfangs mit dieser Aufgabe überfordert. Sie brauchen klare Instruktionen, das heißt, sie müssen eine Einschulung erhalten, um sich die Medikamente richtig injizieren zu können. Bis vor Kurzem kamen die betroffen Patienten zu diesem Zweck in die Ambulanz, wo ihnen eigens geschultes Pflegepersonal den Umgang mit ihren Medikamenten beibrachte. Die Gefahren und Besonderheiten der eigenen Verabreichung wurden dabei detailliert erläutert und die ersten Injektionen gemeinsam vorgenommen.

Aufgrund der allgemeinen Ressourcenknappheit haben Spitäler diesen dringend notwendigen Service nun teilweise eingestellt. Pharmakonzerne entwickelten als

Reaktion darauf ein spezielles Serviceangebot für Patienten. So können sich Patienten jetzt bei kostenlosen Hotlines melden, wo sie alle Fragen telefonisch beantwortet bekommen und zudem einen persönlichen Einschulungstermin vereinbaren können. Der jeweilige Pharmakonzern schickt dann sogar einen Mitarbeiter oder von ihm bezahltes Pflegepersonal bei so einem Patienten vorbei. Die Organisation und die Bezahlung dieses Service übernimmt der jeweilige Pharmakonzern, der dies ja offensichtlich nur aus einem Grund anbietet, nämlich dass sein Medikament besser von Ärzten und Patienten angenommen wird und demnach öfters verschrieben wird. Patienten und Ärzte sollen sich um nichts mehr kümmern müssen.

Kurz nachdem unser Krankenhaus diesen Service eingestellte hatte, besuchte mich ein Pharmareferent. Es ging um eines dieser Medikamente, das sich Patienten mittels einer Injektion selbst unter die Haut verabreichten. Er übergab mir eine Visitenkarte mit der Nummer einer Hotline, die ich Patienten, die ich auf dieses Medikament einstellte, geben sollte. »Bitte warnen Sie Ihre Patienten vor«, sagte er. »Eine Einrichtung in Deutschland übernimmt die telefonischen Abwicklungen. Sie sollen nicht wegen des ungewohnten Akzents erschrecken.«

Auf der Rückseite der Karte war das Logo eines Personaldienstleisters zu sehen, dessen Geschäftsmodell darin besteht, Leiharbeitskräfte zur Verfügung zu stellen. Die Nummer einer »Bestellhotline« war ebenfalls auf der

Karte vermerkt. Dort konnten die Patienten Spritzen, Tupfer und sonstiges Gebrauchsmaterial bestellen.

Patienten, die so eine Karte von ihrem Arzt erhalten, denken logischerweise nicht lange darüber nach. »Das Kärtchen, oder besser, was hinter dem Kärtchen steckt, muss unbedenklich sein, da ich es ja von meinem Arzt bekommen habe und dort auch anrufen oder hinschreiben kann«, werden sich viele Patienten denken. Sehr schlau!

Auf den ersten Blick ist dieses Vorgehen ja auch unbedenklich. Die Pharmakonzerne scheinen sich um das Wohl der Patienten zu kümmern.

»Ich gebe diese Visitenkarten sicher nicht an meine Patienten weiter«, sagte ich trotzdem zu dem Pharmareferenten.

Er war verwundert. »Warum denn nicht?«, fragte er. »Das ist doch ein gutes Service. Sie schaffen das doch hier gar nicht mehr.«

»Ob wir das schaffen oder nicht, ist nicht Ihr Problem«, sagte ich. »Die Einschulung unserer Patienten auf die Medikamente geben wir jedenfalls sicher nicht an einen Pharmakonzern ab.«

»Das macht ja nicht direkt die Firma«, sagte er. »Der Auftrag geht an eine Fachberaterin, die von uns bloß für die Einschulungen bezahlt wird.«

Was auf den ersten Blick so harmlos erscheint, entpuppt sich bei genauerer Betrachtung als eine Bankrotterklärung des Gesundheitswesens, das scheinbar gänzlich durch die Pharmaindustrie entmachtet und auch teilweise übernommen wird. Ärzte, Pflegepersonal und Patienten werden somit zu Statisten degradiert.

Denn mit solchen Einschulungen, die als gut gemeinte Therapiehilfen daher kommen, wäre es grundsätzlich denkbar, dass Pharmakonzerne auch an die höchstpersönlichen medizinischen Daten der Patienten gelangen können. Dies wäre für mein Rechtsempfinden und Rechtsverständnis nicht nur unerhört, sondern müsste eigentlich sogar verboten werden. Sie könnten dadurch in Erfahrung bringen, welcher Patient welches Medikament einnimmt und von welchen Ärzten sie dieses verschrieben bekommen hätten. Der Pharmareferent versicherte mir mehrmals, dass es dem Einschulungspersonal untersagt wäre, die konkreten Patientendaten weiterzugeben. Dies sei auch gar nicht notwendig, da ohnehin ein sehr guter Überblick bestehe, in welchem Sprengel wie viele Medikamente verschrieben werden.

Anonym ist aber nur die erste Stufe dieser Services. Bei der Hotline können Patienten einfache Fragen stellen, ohne Namen oder andere Daten nennen zu müssen. Sobald sie jedoch mehr wissen wollen, den eigentlichen Dienst, die Einschulung, in Anspruch nehmen oder bestimmte Produkte, wie Abfallbehälter für Spritzen, Tupfer oder weiteres Informationsmaterial zugeschickt haben wollen, müssen sie sich bei dem jeweiligen sogenannten

Therapiebegleitprogramm »freiwillig« anmelden. Hierfür müssen sie eine Einwilligungserklärung zur Sammlung und Verwendung ihrer Daten abgeben.

Dies sollte wie erwähnt klar verboten sein, aber das Gegenteil ist mit solchen Visitenkärtchen der Fall.

Wenn ein Arzt seinem Patienten dieses Visitenkärtchen mitgibt, dann signalisiert er ihm damit klar: Das ist in Ordnung. Umso bereitwilliger wird der Patient seine Daten preisgeben.

»Welchen anderen Grund als den Erwerb solcher Daten könnten Pharmakonzerne haben, um solche Begleitprogramme zu finanzieren?«, fragte ich den Pharmareferenten. Er dachte nach. »Wenn Ärzte die Einschulung selbst nicht mehr machen können, verschreiben sie automatisch weniger Medikamente. Dann müssen wir halt aushelfen, wenn das Gesundheitssystem versagt«, sagte er schließlich.

Die Gesundheitspolitiker und die Ärzte müssen hier rechtzeitig die Grenze ziehen. Die Pharmaindustrie hat in Tätigkeitsfeldern des öffentlichen Gesundheitswesens nichts verloren. Aufgrund ihrer für mein Empfinden geradezu skrupellosen Vorgehensweise werden die Mittel unseres Gesundheitssystems aufgrund zu hoher und nahezu unverschämter Preise weiter schrumpfen. Dadurch bieten sich der Pharmaindustrie immer mehr Möglichkeiten, Aufgaben des Gesundheitswesens zu übernehmen.

Als wir diese Problematik im Krankenhaus diskutierten, hieß es: »Seien wir ehrlich, es geht doch gar nicht mehr anders.«

Ich hielt dagegen, dass neben allen anderen Problemen damit auch noch ein Bruch unserer Verschwiegenheitspflicht vorläge, sollten wir tatsächlich die Behandlung unserer Patienten zu Teilen an Privatunternehmen weitergeben. Dann könnten sich die Patienten gleich die Medikamente bei der jeweiligen Pharmafirma abholen und vielleicht auch beim angestellten Arzt der Firma gleich verschreiben lassen oder aber auch direkt online über die Homepage des Herstellers beziehen.

Zielgruppe Patienten

Bei den Prospekten, mit denen die Pharmakonzerne Patienten direkt zu sich holen wollen, ziehen sie alle Register der Werbepsychologie. »An guten wie an schlechten Tagen«, heißt etwa eine Broschüre, mit der *Merck Serono* für das Medikament *Rebif* wirbt. Untertitel: »Wirksamkeit und Verträglichkeit, der Sie vertrauen. Umfassende Unterstützung, die Ihre MS-Patienten brauchen.« Darauf folgt eine hübsche, farbig hinterlegte Zeile: »Gemeinsam gehen, an guten wie an schlechten Tagen.«

Das Aufmacherbild passt zu diesem Spruch. Eine Frau mit ernstem Gesicht sitzt im Abendlicht an einem Strand, während sich am Himmel die Wolken sammeln. Dieselbe

Frau ist auf der ersten Innenseite noch einmal in Großaufnahme zu sehen. Wieder steht sie im herbstlichen Abendlicht, ihr Blick ist nachdenklich in die Ferne gerichtet. »Brigitte K.« ist ihr Name, sie lebt seit sieben Jahren mit Multipler Sklerose, heißt es im Bildtext. »Ich will weiterhin aktiv am Leben teilnehmen«, lautet ihr Zitat. »Dafür brauche ich nicht nur ein Medikament, das mir hilft, sondern auch emotionale Unterstützung.«

Was Frau K. beziehungsweise *Merck Serono* mit »emotionaler Unterstützung« meinen, sagt sie gleich im nächsten Satz: »*Merck Serono* bietet mir mit *Rebif* nicht nur eine wirksame Therapie, sondern auch praktische Injektionshilfe, Informationen und Unterstützung, auf die ich als MS-Patientin angewiesen bin.«

Auf Seite 4 der Broschüre stehen dann bereits die Schlagwörter für die Leistungen, mit denen *Merck Serono* in den Tätigkeitsbereich von Gesundheitseinrichtungen und Ärzten vordringt:

- Persönlicher Schwesternservice. Persönliche Einschulung und Injektionstraining in vertrauter Umgebung zuhause, in der Praxis oder im Spital. Auf Wunsch Einschulung der Angehörigen.
- MS-Serviceline. Für Fragen und Bestellungen steht unsere kostenlose Hotline (...) von Montag bis Freitag von 8 bis 18 Uhr zur Verfügung.
- Informationen im Internet:

Patientenforum, Expertenchat, Kontaktadressen, Veranstaltungen und Broschürenbestellung auf (...)

- SMS-Erinnerungsservice. Mit dem Erinnerungsservice wird keine Injektion mehr vergessen. Registrierung unter (...)
- Patientenzeitschrift, Broschüren und Co.
  Mit unserer kostenlosen Patientenzeitschrift LivingMS und zahlreichen Ratgebern bieten wir Tools und Tipps, die Ihre Patienten gerne nutzen.

Die besagte Injektionshilfe ist ein kleines elektronisches Gerät, nicht viel größer als ein Smartphone. Laut *Merck Serono* zeichnet es sich durch eine Injektionserinnerungsfunktion, individuelle Komforteinstellungen, eine versteckte Nadel, Injektionsstellen-Schema und eine Schritt-für-Schritt-Anleitung am Bildschirm aus. Die Patienten müssen sich vor der Nutzung mit der Weiterleitung der Daten natürlich einverstanden erklären. »Wir sammeln und verarbeiten die persönlichen Daten, wenn Sie unser spezielles Serviceangebot in Anspruch nehmen und wenn Sie diese freiwillig an uns geben und dafür einwilligen«, heißt es dazu. »Sie können dies tun, indem Sie sich registrieren oder indem Sie das Einwilligungsformular an uns via E-Mail senden oder indem Sie Verbrauchsmaterial bei uns bestellen. Nachdem wir gesetzliche Bestimmungen erfüllen müssen, benutzen wir die persönlichen Daten nur zu dem Zweck, zu dem Sie uns die Einwilligung gegeben haben. Wir teilen Ihre persönlichen Daten nur mit Dritten, wenn das notwendig ist, um unsere Serviceleistung, die Sie nachgefragt haben oder zu der Sie eingewilligt haben, erfüllen zu können.«

Das Gerät lässt sich dabei auch nicht austricksen. Es erkennt sogar, ob ein Patient sein Medikament in die Haut oder etwa in einen Kopfpolster injiziert.

Zur Sicherheit bekommt jeder Patient noch zusätzlich eine »Verordnungshilfe« im Format einer Kreditkarte für die Brieftasche. Darauf findet sich noch einmal die Nummer der Servicehotline sowie die Homepage von *Merck Serono*. Damit die Patienten das Gefühl haben, diese Karte wäre wichtig für sie, lässt es sich aufklappen und sie dürfen innen ihren Namen und ihre Adresse eintragen.

Worauf dieser ganze Aufwand im konkreten Fall von *Merck Serono* hinausläuft, steht in der Broschüre ebenfalls fett gedruckt: »Patientenservices verbessern die Therapietreue. 90 Prozent der Patienten, die Unterstützung erhielten, bleiben der Therapie mit *Rebif* treu.«

Auch in anderen Bereichen mischen sich Pharmakonzerne bereits in ärztliches Wirken ein. So bot mir ein Pharmareferent einmal die Kostenübernahme für eine Fortbildung an, die speziell für Neurologen gedacht war und dazu diente, deren Gesprächsführung im Umgang mit ihren Patienten zu verbessern. Die Themen lauteten: Wie bringe ich Patienten eine schwierige Diagnose bei? Wie mache ich ihnen die Notwendigkeit einer Therapie klar? Wie nehme ich ihnen die Angst vor Nebenwirkungen? Ich fragte mich, warum die Pharmaindustrie so eine Veranstaltung finanzierte.

Grundsätzlich wäre gegen solche Seminare nichts einzuwenden, wenn sie tatsächlich zur Verbesserung der ärztlichen Gesprächsführung dienen. Das Patientengespräch ist ein wesentlicher Teil der universitären Ausbildung eines Arztes. Studenten lernen von der Pike auf in Vorlesungen und Seminaren, die ich auch selbst halte, wie sie sich in bestimmten und auch heiklen Situationen mit Patienten zu verhalten haben. Die Universitäten nehmen dieses Thema ernst und engagieren für die Ausbildung der Ärzte sogar Schauspieler, sogenannte Schauspiel-Patienten.

Durch ihr ärztliches Wirken im Alltag verfestigt sich das angelernte Wissen dann weiter. Verunsicherte, möglicherweise schwer kranke Menschen brauchen eben einen speziellen Umgang. Weiterbildung in diesem Bereich könnte bestimmt auch nicht schaden. Doch eine Sache der Pharmakonzerne war dieses Thema bis jetzt ganz bestimmt nicht. Ich hatte sofort meine Zweifel, ob es sich bei dieser Veranstaltung wirklich um einen Versuch handelte, die Kommunikation zwischen Ärzten und Patienten zu verbessern. Ich konnte und wollte mir einfach nicht vorstellen, was der tiefere Zweck eines solchen, von einem Pharmakonzernen initiierten, organisierten und bezahlten Seminars wohl sein mochte? Warum sollten Pharmakonzerne wohl ihren Ärzten helfen wollen, ihre Patienten »besser zu verstehen« und »besser mit ihren Patienten zu sprechen«?

Deshalb sah ich mir die Sache näher an. Der Pharmakonzern, der zu der Veranstaltung einlud, vertreibt ein Medikament, dessen monatliche Therapiekosten sich auf circa 2400 Euro pro Patient belaufen. Ich vermutete, dass der eigentliche Grund für diese »Fortbildung« ein höherer Produktabsatz sein könnte.

Als ich den Einladungstext genauer las, stieß ich unter anderem auf das Wort »Adhärenz«. Adhärenz kann man auch mit Therapietreue übersetzen, das heißt, dass Patienten ein Präparat über viele Monate und Jahre regelmäßig einnehmen sollen. Die Therapietreue oder Adhärenz ist klarerweise eines der obersten therapeutischen Ziele und demnach von Ärzten, die chronisch kranke Patienten betreuen, ohnehin gewünscht. Andererseits garantiert die Adhärenz den Pharmakonzernen auch enorme Gewinne.

DIE MEDIKAMENTENFLUT

Ich schätze, dass mindestens zwei Drittel der in der westlichen Welt verschriebenen Medikamente überflüssig sind und ein großer Teil davon, statt Nutzen zu bringen, schweren Schaden anrichtet. Würde eine Epidemie auch nur annähernd so viele Todesopfer fordern, wie sie die Flut an Medikamenten und deren Nebenwirkungen wahrscheinlich fordert, wäre weltweit ein Aufschrei zu hören. Die internationalen und nationalen Gesundheitsbehörden und -organisationen würden weitreichende Gegenmaßnahmen ergreifen, um dem Wahnsinn ein Ende zu setzen. Stattdessen sehen wir zu, wie die Medikamentenflut ausartet und wie jedes Jahr wahrscheinlich mehr Menschen an den Folgen der Langzeitnebenwirkungen von Medikamenten sterben als bei Verkehrsunfällen.

Einer der Gründe für das tödliche Risiko der Medikamente: In der gängigen Verschreibungspraxis sammeln sich bei vielen Patienten lange Listen von Medikamenten an, die sie einzunehmen haben, deren Wechselwirkungen aber weder Ärzte noch Wissenschaftler voraussehen und ergründen können. Manche Patienten nehmen Tagesrationen von Medikamenten zu sich, von denen alleine sie satt werden würden.

Unter vielen Ärzten gilt deshalb inzwischen der Grundsatz: Wenn du nicht weißt, was der Patient hat, dann setze einfach kontrolliert die Hälfte der Medikamente ab, die er bisher eingenommen hat. In der Regel kommen die Patienten dann nach einigen Wochen und sind überglücklich. »Ich weiß nicht, was genau Sie gemacht haben, aber ich fühle mich wie neu geboren«, sagen sie dann.

Kaputt machende Pharmazie

Die Wechselwirkungen lassen sich höchstens für zwei bis drei gleichzeitig eingenommene Medikamente mit einiger Verlässlichkeit abschätzen.

Viele dieser Wechselwirkungen und Langzeitfolgen sind noch gar nicht erforscht. Sogenannte Lipidsenker etwa kommen millionenfach zur Anwendung, um die Blutfette zu senken, das Cholesterin zum Beispiel. Diese Medikamente werden wie einige andere auch beispielsweise verdächtigt, das Tumorwachstum zu erhöhen.

Das heißt: Wer drei oder noch mehr Medikamente gleichzeitig einnimmt, befindet sich im biochemischen Blindflug. Weder er selbst noch irgendjemand anderer weiß oder kann wissen, was in seinem Körper wirklich passiert und ob die Zusammenstellung der Medikamente nicht zu erheblichen Nebenwirkungen oder sogar zu seinem Tod führen kann.

Das Risiko liegt praktisch allein bei den Patienten: Ein Pharmareferent sprach einmal von »der größten unkontrollierten Feldstudie im realen Leben«. Könnte ein Patient vor Gericht gesundheitlichen Schaden durch ein Medikament oder eine Wechselwirkung nachweisen, wären die Hersteller in der Pflicht. Doch der Beweis eines Kausalzusammenhangs ist zumindest heute noch nahezu unmöglich. Der Patient müsste beweisen, dass dieses oder jenes Medikament beispielsweise bei einem Nichtraucher einen Lungenkrebs verursacht hat oder einen besonders aggressiven Tumor der Brust hervorgerufen hat. Wie soll er dies tun? Und wie soll er beweisen, dass der Tumor nicht durch Passivrauchen, die Luftverschmutzung oder irgendetwas anderes verursacht worden ist? Kurzum, der Kausalbeweis gelingt in der Praxis so gut wie nie und die Firmen können sich in Sicherheit wiegen.

Doch die Risiken bei der Einnahme von Pillen bestehen nicht nur bei Medikamenten. Wohl mit dem ökonomischen Konzept »auch Kleinvieh macht Mist« fluten die Pharmakonzerne den Markt erfolgreich mit rezeptfreien

Präparaten wie Nahrungsergänzungsmitteln. Dass einige Forscher einen Zusammenhang zwischen dem Wachstum von Tumorzellen und diesen Präparaten vermuten, tut dem keinen Abbruch.

Dabei ist dieser Verdacht allemal nachvollziehbar. Der menschliche Körper eliminiert durch sein Immunsystem jeden Tag tausende Tumorzellen. Tumorzellen gehören zum normalen Leben. Sobald sie entstehen, stürzt sich die körpereigene Immunabwehr darauf und vernichtet sie. Wenn nur eine dieser Tumorzellen der körpereigenen Immunabwehr entkommt, quasi durch das Abwehrnetz schlüpft, entsteht ein Krebsgeschwür. Logischerweise kann jeder Stoff, der Tumorzellen zu ihrem Wachstum fördert, auch die Entstehung von einem Tumor fördern. Tumorzellen sind körpereigene Zellen und wollen wie diese auch natürlich gut mit Nährstoffen versorgt werden.

Vitaminpräparate versorgen nun Tumorzellen mit zusätzlichen Nährstoffen, wodurch sie möglicherweise umso besser wachsen und sich vermehren könnten. Und je mehr davon da sind, desto eher kann auch eine Tumorzelle durch die körpereigene Abwehr schlüpfen und sich zu einem Krebsgeschwür mit Metastasen auswachsen.

Es gibt tatsächlich klare medizinische Indikationen für behandlungsbedürftigen Vitaminmangel, doch die stehen in ihrer Häufigkeit und Relevanz in keiner Relation zur Überflutung des Marktes mit Tonnen an vermeintlich gesunden, künstlichen Vitaminen, Spurenelementen und Mineralstoffen, die Menschen massenhaft einnehmen und als Jungbrunnen sehen.

Dabei sind Vitamine in zu hoher Dosis auch abgesehen vom Tumor-Risiko für einen gesunden Menschen nicht nur relativ nutzlos, sondern können auch durch Überdosierung sogenannte Hypervitaminosen, multiple Schäden im Körper anrichten.

Der dänische Professor Peter Christian Gøtzsche, Facharzt für Innere Medizin und Direktor des *Nordic Cochrane Centers*, einem Institut, das sich mit der Erstellung, Aktualisierung und Verbreitung systematischer Übersichtsarbeiten zur Bewertung von Therapien beschäftigt, sieht die Situation im Hinblick auf schädliche Medikamente noch dramatischer als ich. »Wir könnten auf ziemlich einfachem Weg 95 Prozent der Medikamentenausgaben sparen und hätten sogar eine gesündere Bevölkerung«, schreibt er in seinem Buch »Tödliche Medizin und organisierte Kriminalität – Wie die Pharmaindustrie das Gesundheitswesen korrumpiert«.

Gøtzsche nennt schlechte und falsche Medikamente als eine der häufigsten Todesursachen. Seinen Berechnungen zufolge starben allein durch *Vioxx* 125.000 Menschen. Unter den Psychopharmaka nennt er das Medikament *Olanzapin* (auch bekannt als *Zyprexa*), das zum Beispiel bei Schizophrenie verschrieben wird. Nach seinen Schätzungen hat allein dieses Medikament 200.000 Leute umgebracht.

»Ich wundere mich, dass es kein öffentliches Thema ist, wenn wir so viele Menschen mit Arzneien umbringen«, schreibt er. »Wenn ein neues Virus nur einen Bruchteil dieser Leute umbringen würde, würden wir uns sehr anstrengen, um das Virus zu bekämpfen. Aber wenn es sich um Medikamente handelt, tun wir praktisch nichts. Der Grund dafür ist, dass die Pharmaindustrie unglaublich mächtig und reich ist und weite Bereiche unserer Gesellschaft korrumpiert hat.«

Konzerne schaffen Patienten

Die Flut an Medikamenten wächst inzwischen immer weiter und dies nicht nur deshalb, weil Medikamentenverschreibungen angesichts der knapp bemessenen Zeit der Ärzte allmählich zum vermeintlichen Allheilmittel werden. Es fängt schon bei der Beurteilung an, was überhaupt eine Krankheit ist, und damit einer medikamentenösen Behandlung bedarf.

Vielfach werden Krankheiten scheinbar einfach »neu entdeckt« und gehypt oder auch über »neue Krankheitsbilder« geschaffen. So reden nun die Forschung, die Pharmaindustrie und viele Ärzte Millionen von Menschen ein, depressiv und zumindest antriebsschwach und lustlos zu sein, weil sie einen niedrigen Vitamin-D-Spiegel hätten.

Sie reden Millionen Frauen ein, vor der Regelblutung nicht nur »unpässlich und gereizt« zu sein, sondern an einem sogenannten prämenstruellen Syndrom zu leiden. Sie reden Millionen Menschen ein, zu hohe Blutdruckwerte, zu hohe Fettwerte oder zu hohe Harnsäurewerte im Blut zu haben. Und sie bieten für alles eine einfache Lösung an: Vitamin D in hohen Dosen. Und natürlich Labortests, um die Vitamin-D-Spiegel im Blut zu messen, Antidepressiva, um Frauen vor, während und nach der Menstruation – man verzeihe mir den Sarkasmus – »glücklicher zu machen«, Tabletten, um den Blutdruck, die Fettwerte und die Harnsäurespiegel zu senken und dies ohne die Tabletten mit der effektivsten Therapie überhaupt ernsthaft zu vergleichen. Die effektivste Therapie ist nämlich, sich gesund zu ernähren, regelmäßig an die frische Luft zu gehen und Sport zu betreiben, nicht zu rauchen, keinen Alkohol zu trinken und ausreichend zu schlafen. Kurzum, auf seinen Lebensstil zu achten. Außerdem haben viele der empfohlenen Medikamente selbst Nebenwirkungen und führen zu Unwohlsein, Antriebslosigkeit, vermindertem Lustgefühl bis hin zur erektilen Dysfunktion, die dann sehr oft mit anderen Psychopharmaka behandelt werden und die Patienten in eine Teufelsspirale drängen, aus der sie sehr oft nur mehr schwer ausbrechen können.

Man bedenke bitte Folgendes. Würden die großen Fachgesellschaften bestimmte Grenzwerte verändern, wie beispielsweise die Grenzwerte für den arteriellen

Blutdruck, so wären mit einem Schlag Millionen neuer potentieller Patienten weltweit geschaffen, obwohl sich die Patienten gesund fühlen.

Die Weichen wären gestellt. Die Ärzte würden mehr Medikamente gegen Bluthochdruck verschreiben denn je zuvor. Der Gewinn der Pharmakonzerne würde steigen, weil sie viel mehr davon verkaufen könnten, die nationalen Gesundheitssysteme würden noch tiefer in die roten Zahlen rutschen, weil sie die Rechnung dafür bezahlen müssten, und die Patienten würden brav die Pillen schlucken, die ihnen ein vermeintlich längeres Leben garantieren sollen. Ich habe nie verstanden, warum die Experten in solchen Fachgesellschaften und Gremien, die Diagnose- und Therapierichtlinien erstellen und mitbestimmen, Honorare und andere materielle Zuwendungen von der Pharmaindustrie erhalten dürfen, warum gerade diese wichtigsten Experten nicht gänzlich »pharmafrei« sein müssen. Ich kenne aber bislang auch niemanden, der es wagen würde, Gegenteiliges zu behaupten. Zu groß ist der Einfluss von Leitlinien und Richtlinien auf die Allgemeinheit, als dass irgendwer öffentlich sagen würde, dass ein auch nur möglicher Einfluss der Industrie auf diese Experten in diesen Gremien in Ordnung wäre. Nach außen hin ist natürlich alles »pharmafrei«. Für die Sitzungen in diesen Fachgremien erhalten die Experten keine Zuwendungen, das heißt sie erhalten keine »direkte freundliche finanzielle Unterstützung« von der Industrie. Trotzdem sind ihre *disclosures* sehr oft endlos lang, da sie ja sehr oft Meinungsbildner sind und für viele andere Veranstaltungen von der Industrie Geld erhalten haben oder eingeladen wurden. Dies zeigt, dass formal alles in Ordnung ist, aber die Realität hinter den Kulissen wie so oft anders aussieht.

Dass Grenzwerte, etwa für den Bluthochdruck, herabgesetzt werden oder die Diagnosekriterien für an sich seltene Erkrankungen wie die Multiple Sklerose »aufgeweicht« werden, hat vor allem einen Effekt: viele neue Patienten, das heißt, potentielle Kunden werden geschaffen. Im Fall der Multiplen Sklerose würde dies heißen, dass die Erkrankung sehr früh entdeckt werden kann und natürlich auch dass dadurch viel mehr Patienten bereits sehr früh therapiert werden können, so früh wie nie zuvor. Die Erkrankung wird mittlerweile sehr oft als reine Zufallsdiagnose durch eine Magnetresonanztomographie des Gehirns, die wegen Kopfschmerzen und zum Ausschluss eines Tumors veranlasst worden ist, entdeckt. Das heißt aber noch lange nicht, dass der Patient oder sein Umfeld je etwas davon gespürt oder bemerkt hätten. In diesen Fällen wäre dem Patienten die Krankheit vermutlich auch viele weitere Jahre nicht aufgefallen, wenn sie sich überhaupt jemals für ihn bemerkbar gemacht oder gar negativ ausgewirkt hätte. Gehirnpathologen wissen schon seit dem 19. Jahrhundert, dass viele Menschen nach einem langen und erfüllten Leben bei der Hirnobduktion Zeichen einer Multiplen Sklerose aufweisen können, ohne jemals etwas davon gespürt zu haben, das heißt, ohne an Multipler Sklerose erkrankt zu sein. Mit den erweiterten Kriterien eröffnet sich aber ein neues Feld für die bekannten Slogans wie »*Hit early, hit hard.* – Schlage frühzeitig zu, schlage hart zu«. Solche Slogans sollen die Notwendigkeit einer frühen Therapie untermauern, die nach den Vorstellungen bestimmter Meinungsbildner auch ein ganzes Leben lang weitergegeben werden soll. Und dies auch, obwohl manche Medikamente ein erhebliches Nebenwirkungspotential haben, das mit der Behandlungsdauer steigt und die behandelten Patienten an einer seltenen viralen Entzündung des Gehirns erkranken und sterben lassen kann. Öfters hörte ich von Meinungsbildnern Sätze wie diese: »Wir und unsere Patienten müssen mit den Nebenwirkungen der neuen Medikamente leben lernen und wir werden damit leben können und das Risiko in Kauf nehmen.« Solche brisanten Statements sind natürlich aus rein wissenschaftlicher Sicht völlig in Ordnung, werden aber durch die hohen Summen, die diese Meinungsbildner von den Pharmafirmen erhalten, die eben solche Medikamente vertreiben, eindeutig relativiert. Außerdem fehlt es meines Erachtens hier sehr wohl an der Glaubwürdigkeit, wenn ich solches propagiere, unter anderem damit viel Geld verdiene und nicht einmal selbst das Risiko tragen muss, an einer solchen Nebenwirkung zu sterben, sondern das Medikament ja »nur« meinen Patienten verschreibe und anderen Ärzten empfehle, Gleiches zu tun.

Dass die Patienten mit solchen lebensbedrohlichen Nebenwirkungen leben lernen, sei sogar sehr verständlich, denn »wer dementsprechend ›aufgeklärt‹ ist, will natürlich behandelt werden«. Ein Satz, den ich das allererste Mal bei einem Firmenabendessen von einem Pharmareferenten hörte. Danach hörte ich diesen Satz noch öfters, aber von Kollegen.

So können Ärzte Patienten Medikamente verschreiben, obwohl Patienten vielleicht noch nie Symptome hatten und viel wichtiger, vielleicht auch nie haben werden. »Ich lasse mir sicher nicht nachsagen, jemanden nicht behandelt zu haben, wenn einer wirklich krank werden sollte. Wenn er die neuen Diagnosekriterien erfüllt, bekommt er die Therapie. Wenn ich medikamentös behandle, bin ich auf der sicheren Seite«, sagte ein Kollege dazu.

»Würdest du dich, wenn du in der gleichen Situation wärst, selbst auch so behandeln?«, frage ich ihn.

Er winkte ab. »Das tut nichts zur Sache«, sagte er lapidar. »Ich würde mich ja auch nicht selbst verklagen. Das ist eine ganz andere Diskussion.«

Selbst die Definition, ab wann ein Patient als erkrankt gilt, lässt sich je nach Interessenlage, zurechtbiegen.

Sinnlos und teuer bringt Gewinne

Dieses Prinzip, wo die Pharmakonzerne verdienen, das Gesundheitswesen zahlt und die Patienten eine sinnlose, womöglich schädliche und jedenfalls in vielen Fällen falsche Behandlung bekommen, ließe sich an hunderten weiteren Beispielen und vor allem Einzelschicksalen zeigen. Und wir dürfen auch nicht das weite Feld der psychischen Erkrankungen vergessen. Dieses bietet viel Potential.

Hier liegt einer der größten Hoffnungsmärkte der Pharmaindustrie. Bei wem wäre nicht im Laufe seines Lebens irgendwann einmal eine der vielen »psychischen Störungen und Verhaltensauffälligkeiten« zu diagnostizieren? Es gibt in diesem Feld eine Unmenge an potenziellen Patienten. Es bedarf hier der Vernunft und Übersicht der behandelnden Ärzte, um weiteren Schaden für die Patienten zu verhindern.

Gerade in unserer schnelllebigen, auf Effektivität und Funktionalität konzentrierten Zeit fällt es vielen Menschen schwer, den gesellschaftlich vorgegeben Idealen zu entsprechen. Sie müssen immer leistungsbereit sein, immer auf Kommando abrufbar. Dabei müssen sie ihre beruflichen Pflichten unter wachsendem Leistungsdruck einwandfrei erfüllen, während sie den Erwartungen der Gesellschaft und den Ansprüchen ihrer Familie ebenfalls gerecht werden müssen. Viele Menschen bekommen unter diesen Bedingungen den Eindruck, sie würden nicht hineinpassen in diese Welt, nicht richtig funktionieren. Dann stehen die Pharmakonzerne mit offenen Armen da. Sie verstärken den Eindruck dieser Menschen, dass sie an Defiziten leiden, und bieten einfache Lösungen an: Ein, zwei oder drei Tabletten täglich.

Auch hier ist die inzwischen zum Glück umstrittene Glückspille *Prozac* ein gutes Beispiel. Als *Prozac* in den Achtzigerjahren in den USA startete, machte das Medikament Furore. Es erfreute sich in der Bevölkerung so großer Beliebtheit, dass sogar eine völlig übertriebene Diskussion darüber entstand, es der Allgemeinheit über das Trinkwasser zu verabreichen. Ernsthafte Erwägungen dazu gab es fürwahr nicht, doch das zeigt, mit welcher Euphorie der Markt das Pharmaprodukt, das den Antrieb steigert und den Anforderungen des Alltags gegenüber »gleichmütig«, aber in jedem Fall »leistungsbereiter« machen soll, annahm. Es war das perfekte Medikament, um funktionierende Menschen zu schaffen. »Jeder Mensch hat das Recht auf Glück«, lautete sinngemäß die Werbebotschaft.

Die Hersteller stehen in so einem Fall hinter dem ganzen fröhlichen Rummel um ihr Medikament und stopfen sich mit beiden Händen das Geld in die Taschen. In vielen Fällen erzielen sie nicht nur fette Umsätze mit dem konkreten Medikament selbst, sondern dessen Nebenwirkungen schaffen auch noch neue Märkte für sie. Ein neuer Teufelskreis beginnt, bei dem ebenfalls die Pharmaindustrie immer reicher wird und der ebenfalls zu Lasten der Patienten geht.

Patienten in der Pharma-Falle

Nehmen wir einen Patienten, der ungefähr 35 Jahre alt ist, berufstätig und verheiratet. Er hat berufliche Ambitionen und möchte nicht in den unteren Hierarchieebenen seiner Firma stecken bleiben. Doch wegen ungünstiger wirtschaftlicher Entwicklungen wackeln eines Tages einige Jobs in seiner Firma. Also vertieft er sich umso mehr in seine Arbeit. Der Dauerstress erhöht seinen Blutdruck. Er klagt regelmäßig über Kopfschmerzen und Unruhe. Ein Arzt verschreibt ihm Blutdrucksenker, vorübergehend, wie er meint.

Nach einigen Wochen setzen die Nebenwirkungen ein, die Libido des Mannes leidet, und er verspürt Antriebslosigkeit. Bei einem erneuten Arztbesuch verschreibt ihm der Arzt dagegen Psychopharmaka. Der Mann nimmt daraufhin zu, wodurch sich sein Blutdruck weiter verschlechtert. Er hat jetzt immerhin genug inneren Antrieb, um weiter zu arbeiten, doch er steht vor einem neuen Problem. Die Libido des Mannes, der inzwischen regelmäßig zwei Medikamente einnimmt, erholt sich kaum und seine Ehe leidet unter der eingeschlafenen Sexualität. Ich habe persönlich Beziehungen in die Brüche gehen sehen, weil Betablocker zur Senkung des Blutdrucks oder zum Beispiel in der Migräne-Prophylaxe verschrieben wurden und der Libidoverlust einsetzte. Mit der vermeintlichen Lösung eines Problems hat der Patient also zwei neue Probleme bekommen, während der Umsatz der Pharmakonzerne gestiegen ist.

Selbst vor Kindern macht diese Art der Tablettengläubigkeit und des Medikamentenwahns nicht halt. So etwa bei der Diagnose einer Aufmerksamkeits-Defizit-Hyperaktivitäts-Störung, kurz ADHS genannt. Die Diagnose ADHS war »plötzlich in aller Munde«, sie schien »in Mode« gekommen zu sein.

Es gibt zweifellos Kinder, deren Leben durch eine verkürzte Aufmerksamkeitsspanne und abnorme Hyperaktivität tatsächlich beeinträchtigt ist und bei denen Handlungsbedarf besteht. Doch dies wird wahrscheinlich nur bei einem Bruchteil der jungen Patienten der Fall sein, bei denen die Diagnose »im Raum steht«. Denn Kinder können eben übermäßig aufgedreht und aktiv sein. Sie wollen ihren Platz in der Gesellschaft ausloten. Sie wollen ihr Umfeld testen und die Welt entdecken. Früher zeigten ihnen ihre Eltern die Grenzen, jetzt bekommen sie das ADHS-Medikament *Ritalin*. Der Zappel-Philipp von früher ist heute ADHS-Patient.

Erziehung? Auseinandersetzung mit dem Kind? Wozu, wenn es auch mit Medikamenten geht? Würde sich vor der Diagnose und vor der Medikamentengabe jemand wirklich mit dem Kind befassen, würde er wahrscheinlich bemerken, dass es sehr oft gar kein »medizinisches Problem« gibt, sondern dass ein bislang sehr oft nicht existierendes Problem zum Problem gemacht wird.

Genau das gilt für viele Patienten jeden Alters, die jetzt regelmäßig Medikamente einnehmen: Würde sich jemand genauer mit ihnen befassen, würde sich rasch herausstellen, dass sie sehr oft gar keine oder wesentlich weniger Medikamente brauchen und dass es viel einfachere Lösungen für ihr Problem gäbe, falls das Problem denn überhaupt eines ist.

WA$ $ICH ÄNDERN MU$$

Ich habe in diesem Buch ausführlich dargelegt, was in unserem Gesundheitssystem aus meiner Sicht schief läuft. Bei der Kritik allein möchte ich es aber nicht belassen, auch wenn kritische Betrachtung des Status quo der erste und wichtigste Schritt zu einer Veränderung ist. Deshalb möchte ich dieses Buch mit einem Kapitel beschließen, in dem ich skizziere, was sich ändern muss, damit die gröbsten Missstände des Systems erfolgreich bekämpft werden können. Ich darf voranschicken: Es wäre gar nicht so schwierig und es zahlt sich für uns alle aus. Denn wir alle sind Patienten. Wir zahlen hohe Versicherungsbeiträge und Steuern, um unser Gesundheitssystem als eine der tragenden Säulen unserer Gesellschaft zu finanzieren. Vieles in diesem System ist teuer. Räumlichkeiten, Instrumente, Personal, jeder einzelne Tupfer, all das kostet Geld. Wenn in dieser Maschinerie die einzelnen Schrauben derart verdreht sind, dass in einem Kostenbereich, jenem der Medikamente, die Preise so ausufern, dass das ganze System darunter ächzt und irgendwann unfinanzierbar wird, wird die politische Bedeutung der Pharmaindustrie deutlich.

Die Patientenversorgung wird zunehmend unmöglicher. Es mangelt an ausreichender Verfügbarkeit von Ärzten, die auch wirklich Zeit für ihre Patienten aufwenden können, an Ambulanzen, in denen Patienten nicht stundenlang auf ihre Betreuung warten müssen, und an regionalen Krankenhäusern, die wir für eine flächendeckende Versorgung zusätzlich zu den großen Spitälern brauchen. Patienten und Ärzte brauchen vor allem eins: Zeit, um Diagnosen stellen zu können, Behandlungsschritte erklären zu können und damit Patienten überhaupt erst betreuen zu können. Anstelle dessen tritt eine immer schnellere, nahezu überhastete Medizin, die Patientenkontakte sehr oft auf wenige Minuten reduziert. *Speed kills*. Anstelle eines ausführlichen erklärenden und klärenden Gesprächs erhalten Patienten scheinbar sehr rasch Medikamente verschrieben und werden auf einen Kontrolltermin vertröstet. Ja, es ist meistens viel leichter, ein Medikament zu verschreiben, als ein Medikament nicht zu verschreiben, heißt es. Dies kann gar nicht oft genug wiederholt werden, da immer noch viele Patienten glauben, dass ein Arzt umso besser ist, je mehr Medikamente er verschreibt. Dabei ist es zumeist genau umgekehrt.

Weil die Medikamente so hohe Kosten verursachen, werden regionale Krankenhäuser geschlossen und Patienten, die an einer sehr seltenen Krankheit leiden, müssen sich womöglich eine Diskussion über den Wert ihres Lebens anhören.

Wir müssen dieses System verändern, solange es noch nicht zu spät ist.

1. Wir müssen die Verschreibungspraxis grundlegend überdenken. Ärzte dürfen nicht für jedes Zwicken und Zwacken ein Medikament verschreiben, das wiederum nur neue Probleme mit sich bringen kann und sehr oft auch mit sich bringt.

2. Wir müssen die Preispolitik bei Medikamenten überdenken. Gefordert ist hier eine transparente Preisgestaltung. Das würde ein Eingreifen des Staates in marktwirtschaftliche Mechanismen bedeuten. Angesichts des öffentlichen Interesses am Produkt Medikament und am Weiterbestand unseres Gesundheitssystems erscheint mir dies jedoch zulässig.

3. Pharmareferenten muss im Prinzip der Zugang zu Krankenhäusern und Arztpraxen untersagt werden.

Sie halten Ärzte von der Arbeit ab und handeln längst nicht mehr im Sinne des Gesundheitswesens oder des Patienten. Per Definition bringen Pharmareferenten keine unabhängigen Informationen. Sie werden von ihren Arbeitgebern, den Pharmakonzernen bezahlt, die für ihre Bezahlung auch eine Leistung verlangen dürfen. Bis das Gegenteil bewiesen ist, handelt es sich bei dieser Information um einseitige Werbung, die nichts in Arztpraxen und Krankenhäusern verloren hat und ausnahmslos zu verbieten ist.

4. Alle Zuwendungen der Industrie und die Zwischenfinanzierung sollten ausnahmslos verboten sein. Wenn dies aus welchen Gründen auch immer nicht möglich sein sollte, müssten Ärzte, Krankenpflegepersonal und jeder andere Mitarbeiter im Gesundheitssystem jegliche Art der finanziellen Zuwendung eindeutig und auch für Patienten nachvollziehbar offenlegen. Dafür wäre ein Offenlegungsregister anzulegen. In der Medizin gibt es mittlerweile für jede Kleinigkeit ein eigenes Register, ausgerechnet für materielle Zuwendungen gibt es aber noch kein öffentliches und transparentes Register.

5. Alle Ärzte, die Zuwendungen von der Pharmaindustrie beziehen, sind von sämtlichen Positionen, Funktionen und Aufgaben auszuschließen, in denen sie Einfluss

auf allgemeine Diagnoseleitlinien und Behandlungsrichtlinien haben.

6. Die Rahmenbedingungen für klinische Studien müssen ausschließlich von den zuständigen Gesundheitsbehörden festgelegt werden. Ob überhaupt eine Studie durchgeführt wird und wenn ja, welchem Design sie folgen muss, sollte ausschließlich die Behörde entscheiden. Ein Totschlagargument der Pharmaindustrie gegen diesen Vorschlag lautet: »Damit sind die Zulassungsstudien und klinischen Anwendungsbeobachtungen nicht mehr finanzierbar oder werden zu einer weiteren Belastung für das Gesundheitswesen.« Dem wäre natürlich nicht so, wenn die Pharmakonzerne dazu verpflichtet wären, Geld in einen Topf einzuzahlen, aus dem die Behörden die Studien finanzieren könnten. Hiermit wäre eine klare Trennung zwischen Studienkonzept und Design und der Finanzierung vollzogen. Die öffentliche Hand wäre in der Lage, die von der Wissenschaft schon lange geforderten sogenannten *head-to-head trials* zu organisieren und durchzuführen. Medikamente verschiedener Hersteller würden hierbei direkt miteinander verglichen werden. Die Studien würden so endlich auf ein überschaubares und notwendiges Ausmaß reduziert, unabhängig von der Pharmaindustrie organisiert, durchgeführt und vor allem unabhängig von der

Industrie ausgewertet werden. Ich glaube, dass sich die Pharmakonzerne gegen diesen Vorschlag wehren würden. Denn damit würden erstmals objektive und tatsächlich unabhängige Daten großer *head-to-head trials* über die Wirkung der Medikamente endlich einmal direkt verglichen werden können.

7. Klinische Studien und Anwendungsbeobachtungen, die trotzdem von der Pharmaindustrie finanziell unterstützt werden, sollten den Journalen, in denen sie publiziert werden, keinen Impact-Faktor bringen dürfen.

8. Fortbildungsveranstaltungen für Ärzte müssen von Pharmakonzernen unabhängig sein. Da die Pharmakonzerne erklären, dass ihnen die Fort- und Weiterbildung der Ärzte ein vordringliches Anliegen ist, spricht nichts dagegen, auch hier einen gemeinsamen Finanzierungstopf einzurichten, aus dem nationale Fortbildungskonten für Ärzte eingerichtet werden. Die Pharmakonzerne übernehmen damit die Kosten, die Gestaltung der Fortbildung kann dann aber durch tatsächlich unabhängige Fachgesellschaften und Expertengremien erfolgen.

9. Die medizinischen Fachgesellschaften müssen von der Pharmaindustrie gänzlich unabhängig sein und dür-

fen nicht auf die finanziellen Mittel einzelner Pharmafirmen angewiesen sein. Denkbar ist auch hier, dass ein Fonds mit den Mitteln der Pharmaindustrie geschaffen wird, die die Pharmaindustrie ohnehin den Fachgesellschaften zur Verfügung gestellt hätte. Die Pharmaindustrie würde in einen solchen Fonds nur einzahlen. Über die Verwendung müssten die Gesundheitsbehörden bestimmen. So wäre auch gewährleistet, dass die Mittel gleichmäßig und nach Notwendigkeit verwendet werden. Medizinische Sparten, die für Pharmakonzerne besonders lukrativ sind, würden nicht länger bevorteilt.

10. Jeglicher Zugang der Pharmaindustrie zu Patienten, sei es durch Datenflüsse oder Maßnahmen wie direkte Services etwa im Bereich der Einschulungen, gehört ausnahmslos abgeschafft und verboten.

Mit diesen zehn Maßnahmen, die bei vorhandenem Willen allesamt einfach umzusetzen wären, würden wir viele grundlegende Probleme unseres Gesundheitswesens, die stetig an Brisanz gewinnen und immer dringlicher werden, schlagartig lösen.

Ja, die Welt würde mit einem Schlag ganz anders aussehen.

Wer wettet dagegen?

Martina Leibovici-Mühlberger

WENN DIE TYRANNEN KINDER ERWACHSEN WERDEN

WARUM WIR NICHT AUF DIE NÄCHSTE GENERATION ZÄHLEN KÖNNEN

edition a

Martina Leibovici-Mühlberger
Wenn die Tyrannenkinder erwachsen werden

Wir haben Projektkinder aus ihnen gemacht, wollten die allerbesten Eltern sein, gleichzeitig Karriere machen und haben dabei vergessen, sie zu erziehen. Die Tyrannenkinder, die dabei entstanden sind, machen uns schon jetzt das Leben schwer. Doch richtig schlimm wird es erst, wenn sie erwachsen werden. Wenn wir alt sind, können wir nicht mit ihnen rechnen.

ISBN 978-3-99001-138-6
192 Seiten, EUR 21,90

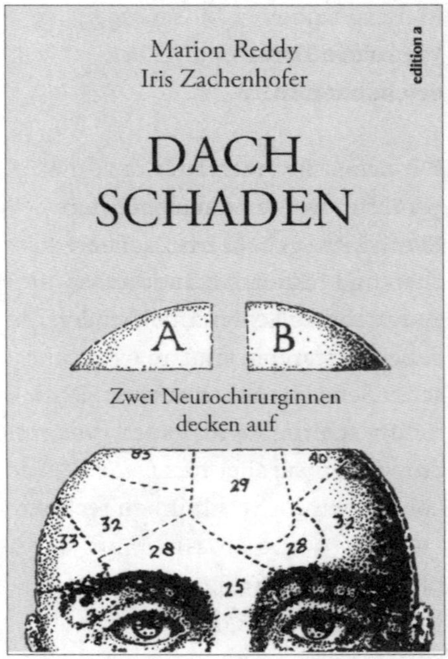
Marion Reddy
Iris Zachenhofer
edition a
DACH
SCHADEN
A
B
Zwei Neurochirurginnen
decken auf

Marion Reddy
Iris Zachenhofer
Dachschaden

Mit dem schwarzen Humor abgebrühter Ärztinnen decken Marion Reddy und Iris Zachenhofer schwere Missstände an neurochirurgischen Abteilungen auf. Quintessenz: Jemand öffnet Ihren Schädel und tut etwas mit Ihrem Gehirn. Sie vertrauen ihm. Das sollten Sie aber nicht.

ISBN 978-3-99001-104-1
192 Seiten, EUR 19,95